\ 預防勝於治療，高血糖、糖尿病，不用怕！/

圖解 高血糖控制，有效降血糖的70個方法

淺野次義醫師——著　李久霖——譯

宏恩醫院家庭醫學科主任 譚健民醫師——審訂

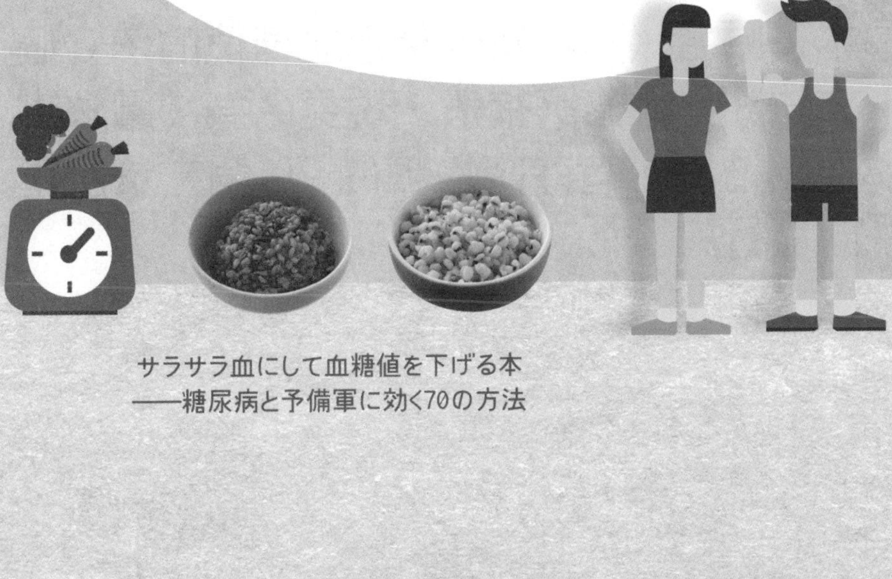

サラサラ血にして血糖値を下げる本
——糖尿病と予備軍に効く70の方法

◎本書原名《圖解有效降低血糖值的７０個方法》，經修訂補遺，現更名為《圖解高血糖控制，有效降血糖的 70 個方法》重新發行。

不可掉以輕心的高血糖症狀

——前　言——

「血糖值」是表示血液中葡萄糖濃度的數值。

進行健康檢查以後，會得到一份健檢結果報告，裡面有一欄「空腹血糖值」（飯前血糖值），如果列有異常或需要再檢查的指示，即使目前沒有任何不適症狀，也不能置之不理，以免有風險。

空腹（飯前）血糖值在一一〇（mg／dl）以下為正常，一一〇～一二五為臨界區，一二六以上則可診斷為糖尿病。必須注意的是，空腹血糖值在一一〇～一二五有一個糖尿病臨界區問題。

空腹血糖值在臨界區的時候，可視為無臨床症狀的高血糖症，但是，自己必須心裡知道「這已經是不正常的」。在日常生活中，暴飲暴食或過度壓力、抽菸等不良因素加在一起，都有糖尿病的風險。此外，高血糖再加上肥胖、高血壓、高膽固醇、三酸甘油脂，會使血液中的脂肪太多，血液變濃稠，提高動脈硬化的風險，還可能會引起可怕的心肌梗塞或腦中風等。

本書為讀者解說關於血糖值的基本知識。此外，也說明降血糖的有效食療，各種食物的營養成分、運動方法、日常生活的改善方式等。基於最新的醫學研究資料，具體介紹七十種方法。

自己的健康，要靠自己來管理，不良的飲食或生活習慣，必須改善。希望藉由本書，能夠讓你的血液從「濃稠」變「乾淨」，健康地迎接未來人生。

日本糖尿病學會　淺野次義醫師

目錄

第1章 正確認識血糖值

什麼是「高血糖」 10
如何知道是否有高血糖？ 12
高血糖對血液和血管的影響 14
降低血糖必須仰賴胰島素 18
罹患第2型糖尿病的原因 20
高血糖會出現哪些自覺症狀？ 22
不治療高血糖，結果會怎樣？ 24
恐怖的糖尿病三大併發症 26
高血糖的生活習慣 28
改變飲食與運動，降低血糖值 30
維持理想體重 32
飲食適量，血糖值自然下降 34

飲食療法要注意營養均衡 36
三大營養素 38
飲食量降低，吃不習慣怎麼辦？ 40
外食的注意事項 42
酒精的問題 44
運動能降低血糖值 46
降低血糖的運動 48
運動要做多少？ 50
藥物為糖尿病第三位治療法 52
認識藥物的效果與限制 54
什麼狀況需要注射胰島素？ 56
藥物治療要注意低血糖的問題 58
糖尿病住院患者病房衛教 60

第2章 70個方法，降低血糖值

【食物篇】

1 菇類 64
2 海藻海帶 66
3 糙米・胚芽米 70
4 薏仁 72
5 大麥 73
6 全麥麵包 74
7 蕎麥 75
8 蒟蒻 76
9 山藥・芋頭 78
10 蓮藕 80
11 牛蒡 81
12 秋葵・埃及皇宮菜 82
13 蘆薈 84
14 洋蔥 86
15 蒜 88
16 蔥 90
17 大豆 92
18 納豆 94
19 豆渣 95
20 羌活 96
21 苦瓜 98
22 海鮮類 100
23 梅子 103
24 醋 104
25 香辛料 106

【茶　篇】
26 綠茶 108
27 番茶 110
28 桑葉茶 112
29 芭樂茶 114
30 雪蓮果茶 116
31 巴拿巴茶 118
32 金錢柳茶 120
33 匙羹藤茶 122
34 五層龍茶 124
35 紅芽茶 126

【營養成分篇】
36 膳食纖維 128
37 寡糖 133
38 維生素B_1 136
39 維生素B_2 138
40 鋅 140
41 鎂 142
42 鉻 144
43 γ次亞麻油酸 146
44 抗氧化物質 148

【輔助食品篇】
45 甲殼素 154
46 小麥胚芽萃取劑 156
47 米胚芽萃取劑 158
48 共軛亞麻油酸 160
49 白番薯 162
50 卵磷脂 164
51 西洋小連翹 166
52 高麗蔘 168
53 靈芝 170

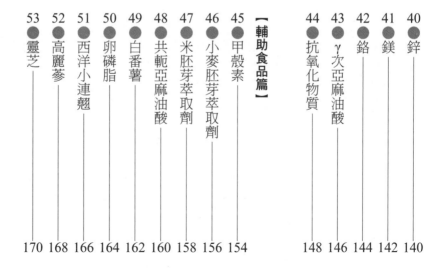

【運動篇】

54 ●有氧運動 172
55 ●伸展運動 176
56 ●走路 178
57 ●水中漫行 180
58 ●阻力訓練 181
59 ●保特瓶體操 183
60 ●家事體操 184
61 ●通勤時的運動 186
62 ●辦公室的簡單運動 187

【日常生活篇】

63 ●減肥五% 188
64 ●降低胰島素飲食法 190
65 ●消除壓力 194
66 ●良好的睡眠 196
67 ●戒菸 198
68 ●預防感冒、膿疱 200
69 ●刷牙 202
70 ●腳的護理 203

降低血糖的食物、有效成分一覽表 204

第1章

正確認識血糖值

什麼是「高血糖」

血糖值增加太高 尿液出現糖

血糖值是指在血液中流動的葡萄糖濃度。血糖數值會因身體狀況或日常活動量不同而變化。不過，健康人的血糖會維持一定的範圍。

一般而言，飯前空腹血糖為七〇～一一〇mg／dl。飯後每個人的血糖值都會上升，但有上限，也就是說，不會超過一四〇mg／dl。

如果血糖上升幅度超過這個範圍，則葡萄糖會從腎臟排泄到尿液中而排出體外，亦即尿液會出現葡萄糖，「糖尿病」的名稱就是這樣來的。

【尿液何時會出現糖？】

◆一般而言，如果血糖值超過 180 mg/dl，尿液會出現「糖份」。

●健康人血液中的葡萄糖，經由腎臟的腎小管再吸收，因此不會進入尿液。但是，由於高血糖，葡萄糖的量增加，腎臟來不及進行再吸收，過多的血糖就會排到尿液中。

◆血糖值超過 180 mg/dl，尿液才會出現葡萄糖。初期的糖尿病，尿液中不會出現糖，但還是要注意。

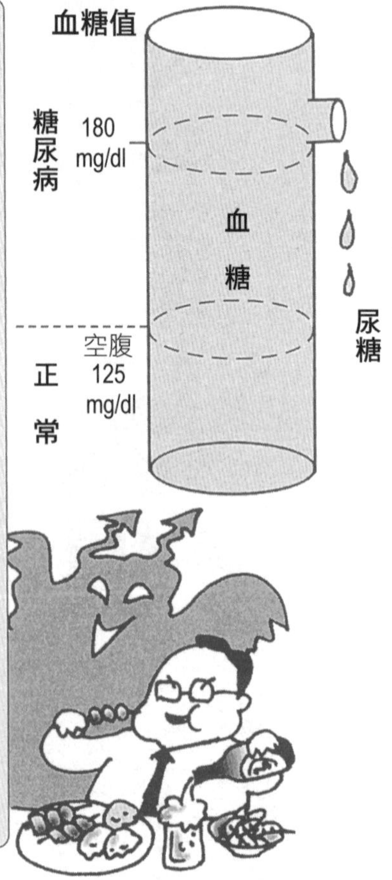

高血糖是什麼？

◆健康者，吃過東西以後，血糖值會暫時上升，但不會超過 140 mg/dl。由於人體會分泌胰島素，約經過兩小時，上升的血糖會恢復正常。

◆由於胰島素分泌減少，或是分泌不正常，血糖上升以後不會降，最後會導致糖尿病。

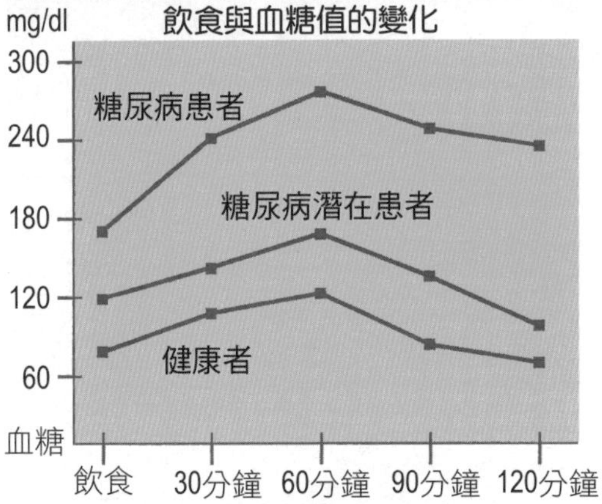

	空腹的血糖	葡萄糖耐受試驗兩小時後的數值
正　常	110 mg/dl 以下	140 mg/dl 以下
	不符合兩者	
糖尿病潛在患者（前期）	110～125 mg/dl	140～199 mg/dl
糖尿病	126 mg/dl 以上	200 mg/dl 以上
	如果符合以上任何一項，就可診斷罹患糖尿病	

這是糖尿病的新標準

◆何謂空腹血糖值？
早上起床之後不吃東西，至少空腹 8 小時檢測得到的血糖值。

◆何謂葡萄糖耐受試驗？
早上起床之後不吃東西，喝下 75 g 葡萄糖的糖水，喝完兩小時再測量血糖值。

◆台灣和日本人的胰島素分泌較少。一般空腹血糖值約在 125 mg/dl以下。但是飯後血糖值會快速上升。所以，僅做空腹血糖值檢查，極可能忽略某些輕微的糖尿病。因此必須進行兩小時的葡萄糖耐受試驗，才能做出正確的診斷。

◆以往認為，空腹血糖值為 140 mg/dl以上是糖尿病的診斷標準，但現在則嚴格規定為 126 mg/dl 以上。因此，趁症狀還很輕微，早期的時候發現糖尿病，就可以早期治療。

如何知道是否有高血糖？

糖尿病的診斷需要多次檢查

要了解血糖是否偏高，要透過尿液檢查或血液檢查。

但即使是健康檢查發現異常，依然需要進一步檢查，了解問題。因此，如果健檢出現異常，必須進一步施行多次的各種檢查。

此外，由於血糖值時時變化，一時的檢查，無法正確得知血糖值是否偏高。因此，必須每隔一段時間進行血糖的檢查。

【正常的健檢數值】

		檢查項目	正常值
血液檢查		血糖值	空腹時 65～110 mg/dl，平時 126 mg/dl 以下
		75g 葡萄糖耐受試驗（註）	同上（滿足上述條件）
		糖化血色素（HbA1c）	正常 4-6%（見下頁）
	血脂	總膽固醇	小於 200 mg/dl
		LDL 低密度脂蛋白膽固醇	小於 130 mg/dl
		HDL 高密度脂蛋白膽固醇	高於 40 mg/dl
		三酸甘油脂	小於 200 mg/dl
	肝功能	GOT（AST）	5～40 IU/l
		GPT（ALT）	5～35 IU/l
		γ-GT	5～60IU/l
	腎功能	尿素氮（BUN）	7～20 mg/l
		肌酸酐（Cr）	男性 0.7～1.5 mg/dl，女性 0.5～1.2 mg/dl
		尿酸（UA）	正常 2.5～7.2 mg/dl
其他檢查		眼底檢查（檢查是否視網膜出血）	
		血壓測量	
		胸部 X 光檢查、心電圖	
		肌電圖（週邊神經傳導速度檢查）、深部肌腱反射、振動覺、痛覺	

（註）75 g 葡萄糖耐受試驗，是指飲用 75 g 葡萄糖的葡萄糖溶液之前 30 分鐘，以及飲用後 30 分鐘、60 分鐘、90 分鐘、120 分鐘的血糖值變化。由於抽血部位不同，正常值有些差距。

三高：高血糖、高血脂、高血壓

◆如果血糖值偏高，血液會變得濃稠。可能會引發高血脂症，加速動脈硬化。想要了解是否有高血糖，可以利用以下的檢查數值來發現。

●空腹血糖值 126 mg/dl 以上
●血壓收縮壓 130 mm Hg 以上、舒張壓 85 mm Hg 以上
●總膽固醇值 200 mg/dl 以上
●LDL 高密度脂蛋白 130 mg/dl 以上
●HDL 高密度脂蛋白 40 mg/dl 以下
●TG 三酸甘油脂值 150 mg/dl 以上
●身體質量指數（BMI）24 以上

如果與這些數值差距很大，表示血液濃稠，不容易流通，血管可能受損。
（資料來源：衛生福利部國民健康署健康九九網站）

※ BMI→參照 33 頁

血糖平均值

檢　查　項　目	正常範圍	不良
糖化血色素（HbA1c）（%）	4～6	6.5 以上
微量白蛋白（%）	30 以下	30 以上
1, 5-anhydroglucitol（1,5-AG）（μg/dl）	14-32	14 以下

◆由於血糖值時時在變化，要了解是否有高血糖的情形，必須進行各種健康檢查。結果若是「不正常」，表示血管可能已經受損。

◆上表中三種檢查，其中最重要的是 HbA1c 檢查，根據中華民國糖尿病學會資料，醣化血紅素又稱為糖化血色素，可表示紅血球的醣化（糖化）程度。檢查血中糖化血色素的濃度，可以反映體內最近 2-3 個月的血糖控制情況。

◆健康人的尿液也會有少量白蛋白。高血糖會造成糖尿病腎病變，由於糖尿病腎病變在早期無明顯症狀，因此必須早期篩檢微量白蛋白尿（也就是尿液蛋白質）。

◆與正常人比較，高血糖患者血液中有較低的 1,5-AG 值，1,5-AG 值很敏感，可以極快速反應血糖的變化及監測血糖控制。

高血糖對血液和血管的影響

血管是血液循環的管道

人體的血液將氧、營養、荷爾蒙（激素）等，運送到身體各組織中，是經由主動脈、大動脈、小動脈、微血管等管壁厚度不同的血管。

具有重要運輸作用的血液，自然希望能順暢流通，因此血管必須乾淨。而血管與血液是否保持乾淨，具有密切的關係。

血糖較多，對血液的影響

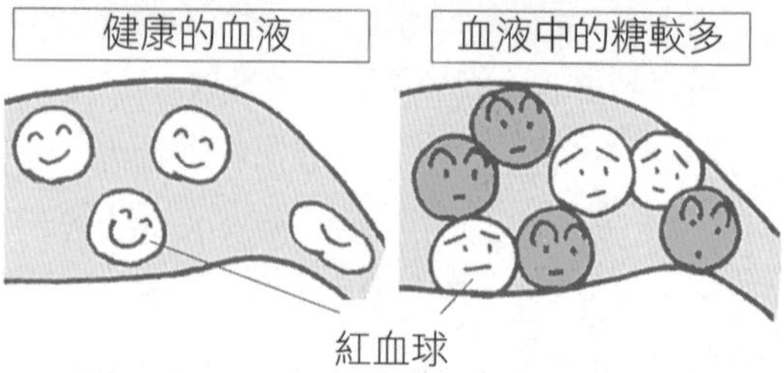

健康的人，紅血球為圓盤形，具有彈性，可以在微血管變換形狀，輕鬆的通過細小的管道。流動順暢。

●紅血球失去彈性會變硬，不容易變換形狀，因此很難通過細小的血管。

●糖會使得血液變黏稠，使紅血球容易堆疊在一起，造成血管阻塞（容易形成血栓）。

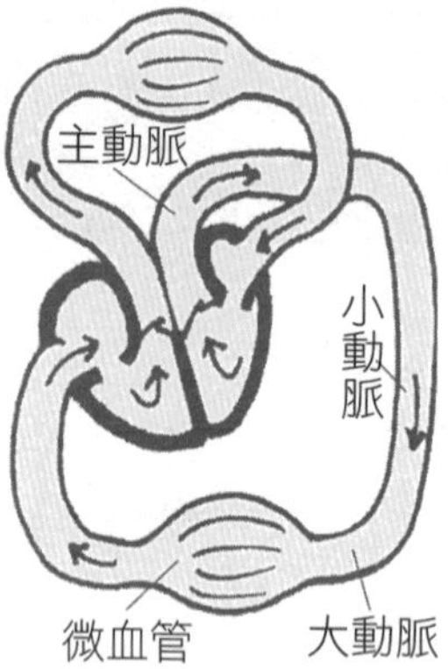

引起微血管的血液循環障礙，無法將氧氣等充分送達到人體各組織。

◆肥胖的人血小板容易凝固，而肥胖又有糖尿病的患者，血液的黏稠度會增加，在身體各器官組織容易形成血小板或紅血球凝結。

◆高血脂症的人，血液中膽固醇或三酸甘油脂較多，容易使血管內壁變得凹凸不平，血液無法順暢流通。

血糖較多，對血管的影響

血液中的糖較多

▼

血管內壁的蛋白質與糖結合

▼

血管漸漸硬化

▼

微血管出血或心血管障礙

引發腎臟、心臟、腦、視網膜、神經系統等重大損害

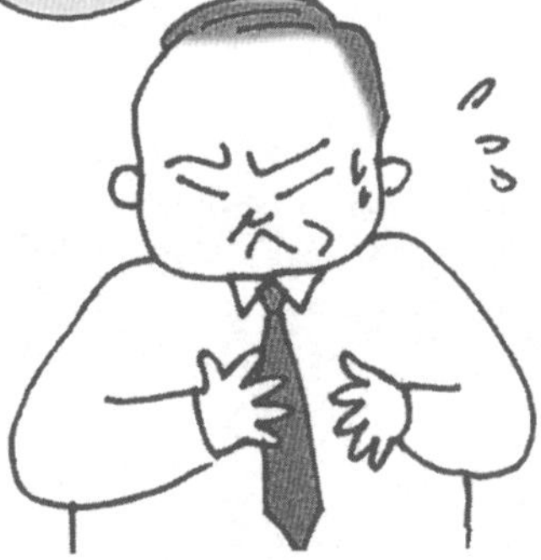

血糖較多，對神經的影響

血液中的糖較多

▼

分布於全身的神經纖維，機能異常，傳遞訊號速度降低

▼

- 腿抽痛、發麻
- 痛覺異常或遲鈍
- 肌肉力量衰弱
- 顏面神經麻痺
- 排尿障礙

此外，還會引發各種神經系統障礙

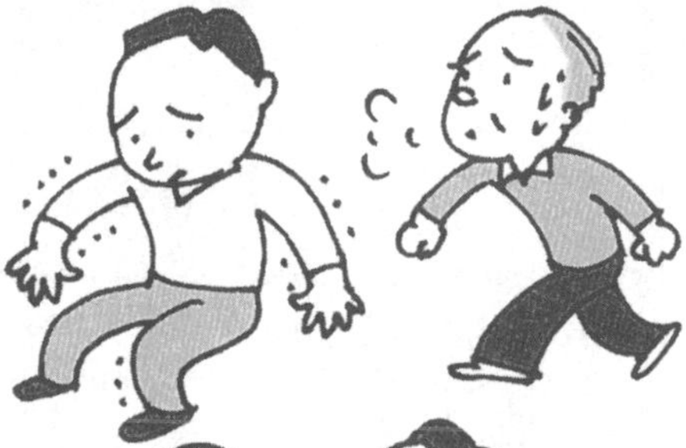

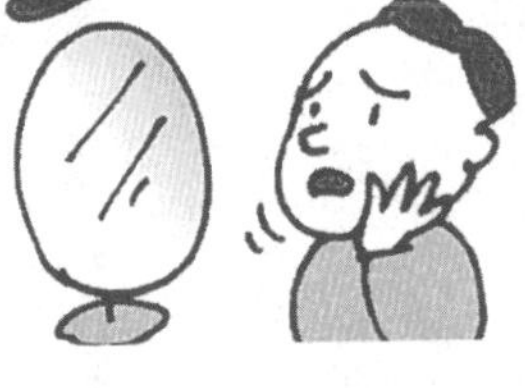

如何知道自己的血液是否「乾淨」？

血液是否乾淨，流動是否流暢，或是黏稠，相信大家都很關心。

血液檢查是抽取血液，放到人工製造的微血管中，讓血液流動，用顯微鏡觀察血液的狀態（此外，還有監視器監控觀察等裝置）。

能夠順暢流動，就是「乾淨」的血液，如果發生阻塞或是停滯，則是「濃稠」的血液。

紅血球不受到血小板等物質干擾

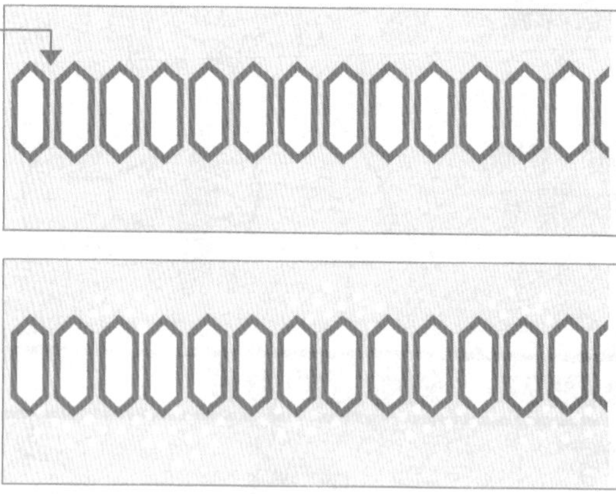

健康者乾淨的血液，在人工微血管模擬血液循環，流動順暢。

黏稠的血液，血小板會與紅血球凝結，造成血液流動的停滯或受阻。

你是糖尿病潛在患者嗎？

血糖值不正常，但並沒有出現明顯的糖尿病症狀，很多人的健康檢查結果都有這種情形，稱為「糖尿病潛伏期」或是「前期糖尿病」。前期糖尿病定義為介於正常與糖尿病中間的一個過渡時期，但千萬不要因為這樣而認為自己還沒有罹患糖尿病，而掉以輕心。

由於前期糖尿病的平均血糖值比正常人高，如果置之不理，漸漸會像糖尿病患者一樣，產生動脈硬化。

前期糖尿病，葡萄糖耐受性異常，可以藉由飲食控制或運動，改善生活習慣，來降低血糖值。

因此，前期糖尿病的人，生活管理必須注意，要像糖尿病患者一樣地控制，才能保持身體健康。

恐怖的高血糖

高血糖是指
- ●血液中未使用之葡萄糖含量較多
- ●血液黏稠，血液循環不順暢

▼

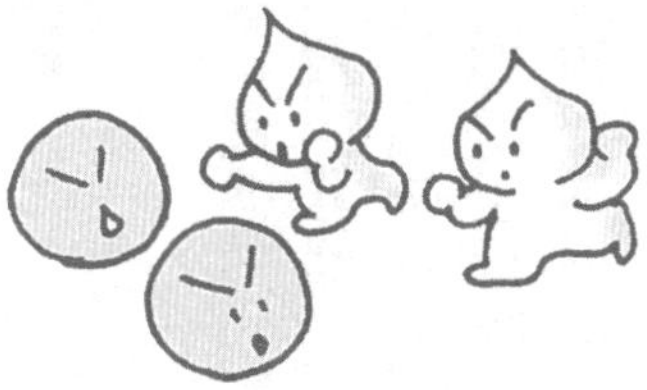

為了處理血液中過多的葡萄糖，胰島素分泌增加

▼　▼

胰島素增加
- ●刺激交感神經，造成血壓升高
- ●腎臟的鹽分排泄減少，造成血壓升高

一旦葡萄糖和胰島素增加，會促進肝臟的脂肪合成，以及內臟皮下脂肪堆積，導致三酸甘油脂與膽固醇增加，可能引起高血脂症。

▼

血管損傷，容易造成動脈硬化

▼

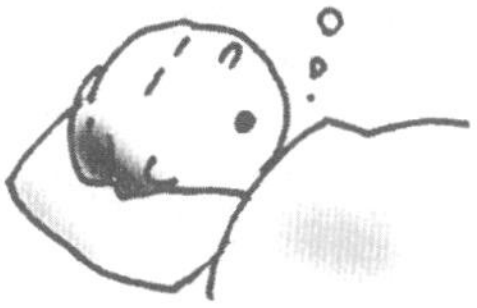

- ●容易得心臟病
- ●容易引起腦中風
- ●容易引起糖尿病併發症

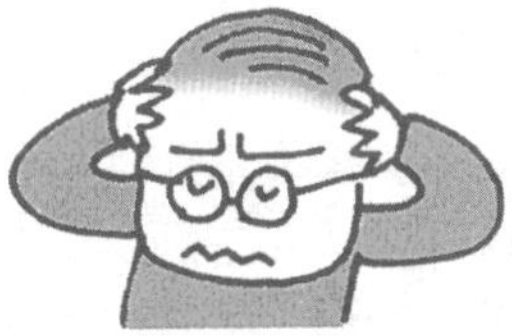

◆胰島素分泌增加，胰島素的作用卻降低，此時人體無法順利將葡萄糖送進細胞，這種狀況稱為「胰島素抗性」，人體會出現血脂異常、高血壓、葡萄糖耐受不良等症狀。

◆若持續葡萄糖耐受不良，則胰臟運作疲勞，造成胰島素分泌減少，形成「第 2 型糖尿病（非胰島素依賴型糖尿病）」。許多後天糖尿病患者都是第 2 型。

降低血糖必須仰賴胰島素

調控血糖值的關鍵就在胰島素

我們吃下食物，經過消化吸收，將碳水化合物轉成葡萄糖。葡萄糖會經由血管運送到全身的細胞，而胰臟分泌的胰島素可以讓葡萄糖進入細胞，提供新陳代謝的能量，因而降低血糖。

人體的肌肉無時無刻都在進行活動，即使我們睡著，心臟的肌肉也在持續運作，維持心臟跳動。而長時間運動，更需要肌肉燃燒大量葡萄糖。

如果人體能量來源的葡萄糖不足，各種新陳代謝活動都無法進行。人體為了應付各種狀態，提供細胞能量，因此隨時都可以立即供應葡萄糖。也就是說，人體的運作機制，就是隨時都可以使血糖值上升。

影響人體血糖的上升，有升糖素、腎上腺皮質酮、生長激素、腎上腺素和正腎上腺素。最主要是升糖素的作用。

相對地，降低血糖值的激素卻只有一種，就是胰島素。

胰臟中的胰島，有α及β細胞，可分別產生升糖素和胰島素。升糖素是由α細胞分泌，胰島素則是由β細胞分泌。

升糖素和胰島素，無論太多或太少，都會導致血糖值降得太低（低血糖症）或升得太高（高血糖症）。因此這些激素必須發揮均衡的作用，使血糖值保持一定的水準。

然而，當這些激素的作用異常，血糖值就會處於不穩定的狀態。

尤其當胰島素的作用降低或分泌量減少，飯後身體會維持高血糖，血糖無法進入細胞，導致細胞無法獲得葡萄糖。

罹患糖尿病一定有高血糖

如果身體總是出現高血糖的狀態，首先要想到的原因就是糖尿病。

糖尿病大致可以分為兩種類型。

第一種，由於胰島素的分泌量不足，人體不能降低血糖值而造成的糖尿病，稱為第1型糖尿病。第

第 1、第 2 型糖尿病的比較

	胰島素分泌量極度不足（第 1 型糖尿病）	胰島素功能低，或分泌量較少（第 2 型糖尿病）
遺傳	與遺傳基因有密切關係，屬於自體免疫疾病。	非遺傳性，但可能會遺傳容易得糖尿病的體質
原因・誘因	（詳細解說請看下頁）	（詳細解說請看下頁）
體型	與肥胖無關	肥胖者較多見，但病發反而可能會漸漸變瘦
發病年齡	多在 20 歲前發病，最晚不超過 40 歲	中老年人較會發病，但近年有年輕化的趨勢
發病症狀	突然出現症狀，但有人數個月前，身體就發生異常	一般情況是慢慢發病，但有些可能突然出現症狀
患者人數比例	不到百分之五	約百分之九十五

近年來，糖尿病患者人數激增。
目前在台灣，六十歲以上不分男女，每五人就有一位罹患糖尿病。
激增的糖尿病患者，大多屬於第 2 型糖尿病。

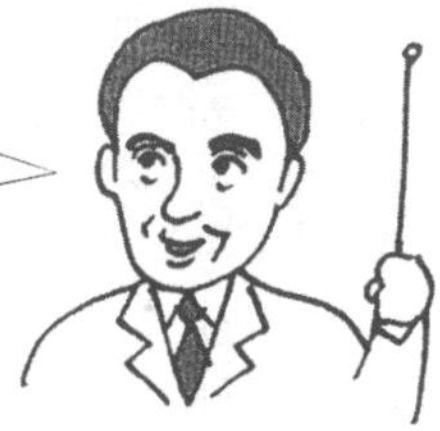

1型糖尿病患者較少，在日本和台灣約佔整體糖尿病患的百分之五。

另一種雖然胰島素正常分泌，但分泌量不足，或是無法利用所製造的胰島素（稱為「胰島素抗性」），稱為第2型糖尿病。

除了糖尿病，會使血糖值上升的疾病，還包括胰臟癌、胰臟炎等胰臟疾病，或是肝炎、肝硬化等肝臟疾病，其他還有甲狀腺機能亢進症、庫欣氏症候群等荷爾蒙分泌異常所伴隨產生的症狀。

經過身體的檢查，能夠判定是否罹患糖尿病或其他疾病。

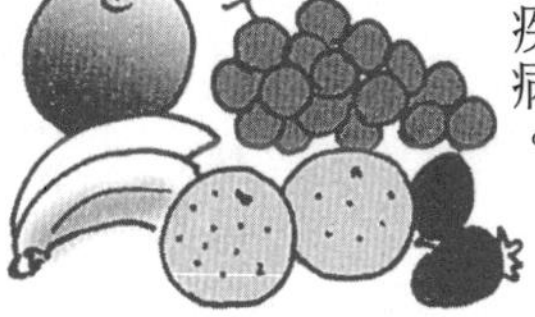

罹患第2型糖尿病的原因

錯誤的生活習慣引發糖尿病

前面解釋過，糖尿病有兩種類型，由於胰島素分泌量缺乏而引起的糖尿病，稱為「第1型糖尿病」，也就是「胰島素依賴型糖尿病」。另一種糖尿病則稱為「第2型糖尿病」，又稱為「非胰島素依賴型糖尿病」。

第2型糖尿病的患者人數較多，因此糖尿病也是大家常常聽見的「現代文明病」代表之一。

「現代文明病」，是基於不適當的生活習慣而引起的疾病總稱。第2型糖尿病發病的原因，大多是飲食過度、肥胖或是運動量不足。

此外，感染症、身心壓力、懷孕、手術、老年人等，也都是引發第2型糖尿病的原因之一。

也許你曾聽過「糖尿病會遺傳」，的確，第1型糖尿病就是屬於一種遺傳疾病。

但是，第2型糖尿病並不是遺傳疾病，與其說與遺傳有關，不如說是遺傳了容易罹患糖尿病的「體質」和「生活方式」。因此，即使你的家族，有罹患糖尿病的傾向，但你的生活習慣良好，可能終生都不會罹患糖尿病。

飲食過度或運動不足，往往是造成第2型糖尿病的原因。

飲食過度或運動不足，也有可能會引起其他的現代文明病，例如高血壓、心臟病。

自體免疫破壞胰臟β細胞

第1型糖尿病，大多是由於自體免疫功能異常所造成。

自體免疫，就是指身體所具備的先天免疫反應，能夠攻擊外來的入侵者（細菌等異物），但這種免疫反應，卻不知什麼原因，開始對自己的身體組織產生攻擊。

當人體的免疫細胞，攻擊胰臟的胰島β細胞，會使β細胞遭到破壞而死亡，胰島素分泌能力衰退，就會引發第1型糖尿病，與基因的關係很密切。

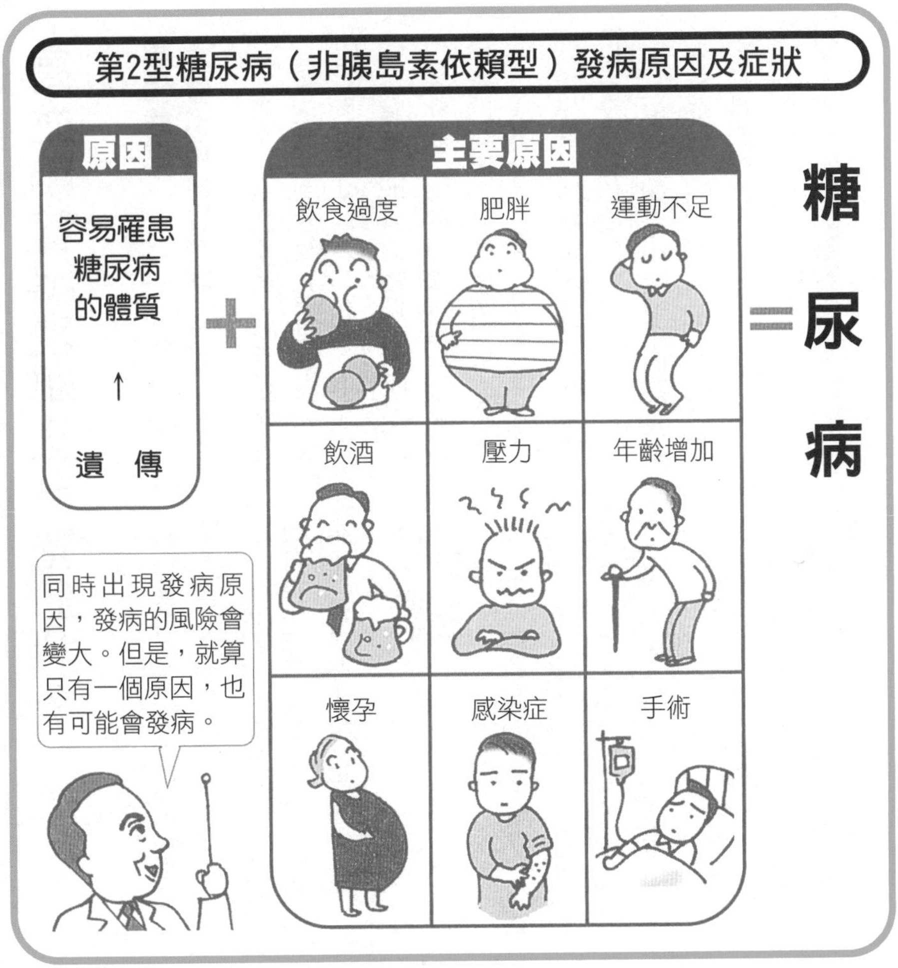

依賴型與非依賴型糖尿病

「胰島素依賴型糖尿病」與「非胰島素依賴型糖尿病」所指的胰島素，並不是從胰臟分泌的胰島素，而是為了治療，必須由外部注射的胰島素。

根據一九九七年美國糖尿病協會的新分類，不再使用胰島素依賴型、非胰島素依賴型來稱呼，於是換成第1型、第2型等。第1型糖尿病是由於極度缺乏胰島素，為了維持身體血糖值穩定，必須從外部補充胰島素，因此稱為「依賴型」。

第2型基本上並不是由於缺乏胰島素，但若血糖值過高，或是胰島素分泌量逐漸減少，也要開始注射胰島素。

高血糖會出現哪些自覺症狀？

病情嚴重 才會出現自覺症狀

幾乎所有的疾病，都有特殊的自覺症狀，症狀的表現，則由於疾病的不同而異。

有些人在發病初期就有明顯的自覺症狀，有些在疾病進展到相當嚴重的程度，才會出現自覺症狀。

糖尿病是屬於後者。發病初期，由於高血糖情況比較輕微，所以幾乎沒有什麼自覺症狀。

反之，如果出現糖尿病特有的自覺症狀，表示疾病已經進展到相當嚴重的程度。

如果醫師已經證實你有高血糖，或已經診斷為糖尿病，即使沒有出現自覺症狀，也不能置之不理，否則會危及生命。

如果已經有高血糖，卻還沒出現自覺症狀，請視為不幸中的大幸，但還是要儘早適當的處理。

糖尿病的自覺症狀

糖尿病特有的自覺症狀，包括口渴、喝大量的水、排尿量和次數增加、體重減輕等，這些都是身體持續高血糖狀態，所會出現的症狀。

例如，空腹血糖值為一二六mg／dl以上，且又出現這些糖尿病特有的自覺症狀，就可以診斷為糖尿病。

出現自覺症狀，很明顯的，就是糖尿病的證據。

此外，證實罹患糖尿病，如果不立即進行適當的治療，或者開始治療卻態度不在乎，等到症狀嚴重，就後悔莫及了。

糖尿病的併發症，也各有不同的自覺症狀（請見次頁圖表）。

在這些自覺症狀中，有些是重大疾病的前兆，因此，平常即使出現輕微的症狀，請不要忽視，若感覺異常，務必告知醫師。

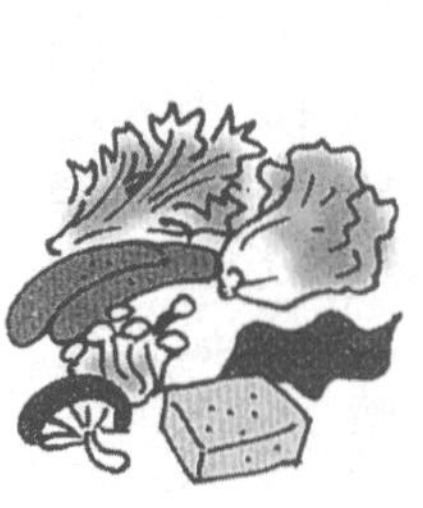

糖尿病及其併發症的主要自覺症狀

★記號的項目是高血糖（糖尿病）所造成的自覺症狀

●記號表示併發症的自覺症狀

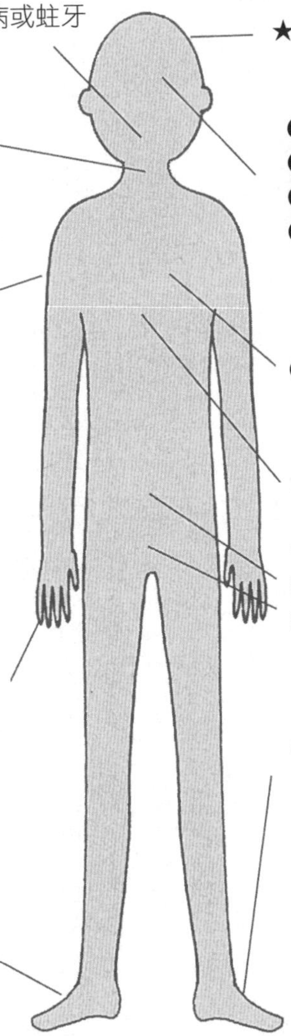

●容易感冒，有牙周病或蛀牙

★容易口渴
★喝大量的水
↓
排尿量及次數增加

●皮膚發癢
●容易出現膿疱或皮膚病

●手指、腳趾發麻
●走路時腿部疼痛，需要休息恢復
●小腿肚容易抽筋
●腳底感覺異常

★疲勞感及無力感

●容易暈眩或姿勢性眩暈
●視力減退
●看東西出現雙重影像
●感覺眼前有蚊子或灰塵飛舞（飛蚊症）

●運動時或夜間感覺胸痛或苦悶

★食慾佳，特別喜歡甜食

★吃得多還是很瘦
●便秘與腹瀉交替出現
●性慾減退，勃起障礙

●腳趾等傷口容易化膿，很難痊癒
↓
因不太有疼痛感，傷口容易潰瘍、壞死

這些症狀不見得會全部同時出現，程度也因人而異，但只要出現任何一種症狀，都可以視為警告與危險訊號。

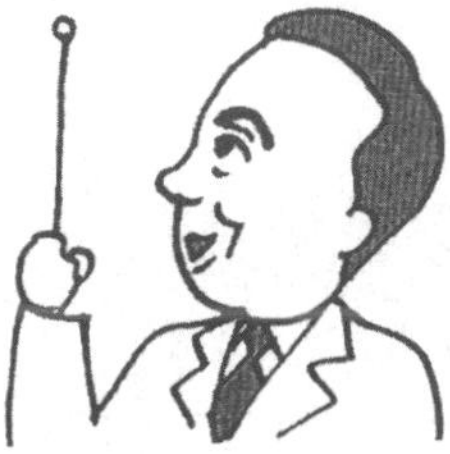

不治療高血糖，結果會怎樣？

高血糖 造成血管傷害

「糖尿病是高血糖病」，人體長期持續高血糖狀態，血管會受損。

糖尿病併發症，主要是影響心臟、眼睛、腎臟及神經。這些器官的傷害主要是因為全身的小血管因糖尿病而產生病變。

高血糖會使血液循環不良、形成血塊，導致高血壓和高血脂。高血糖也會使得血管壁的蛋白質糖化，造成血管壁受損。

血管內血液循環不良，脂肪、膽固醇和其他物質會堆積在血管壁上，形成像血塊一樣的「斑塊」，如果斑塊堆積在心臟冠狀動脈，會造成動脈硬化、動脈壁增厚。

心臟冠狀動脈是負責輸送血液到心臟肌肉的血管，由於斑塊堆積，血管腔變得狹窄，因此造成心肌無法獲得充足的血液與氧氣，最後導致冠狀動脈硬化或心肌梗塞。

糖尿病會讓全身的血管都受到損傷。由於血管遍及全身，所以身體任何地方都可能出現異常，因此如果有高血糖，絕對不能掉以輕心。

高血糖 不會自然痊癒

高血糖使血液容易產生血塊，這些血塊會阻擋血流，如果心臟的血管裡面有血塊，就會引發心臟病。如果血塊進入大腦血管，就會引發中風。移動的血塊稱為血栓，流到身體任何部分，都有可能阻塞，例如腿部血栓。

因此，即使高血糖的情形並不嚴重，也必須要注意。務必要了解，如果有高血糖的情形，卻不做檢查也不治療，更不改善生活習慣，高血糖不會自然痊癒，反而只會惡化。不要認為疾病一定會自己好起來，請捨棄這種想法，立即開始治療。

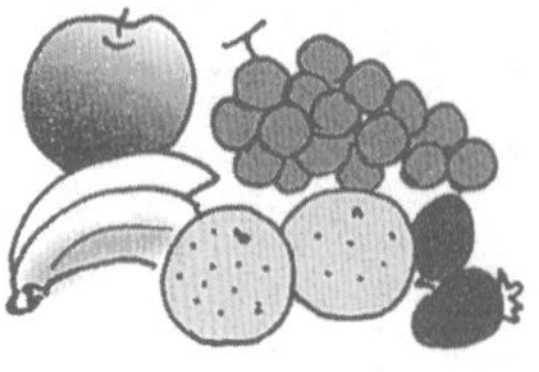

高血糖造成血管受損、血液黏稠的主要併發症

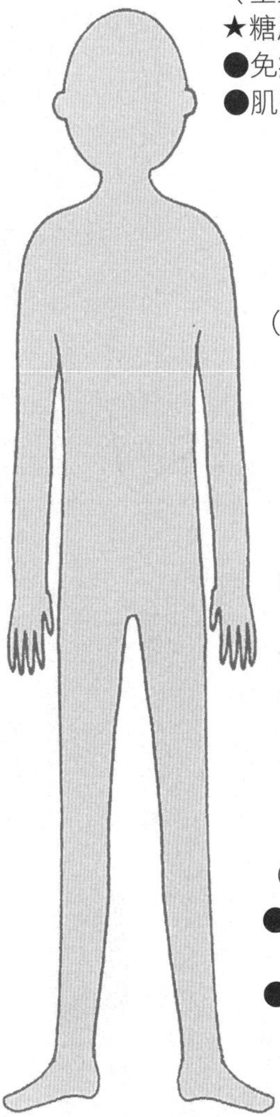

（全身）
★糖尿病神經病變
●免疫力降低（與感染症有關）
●肌肉力量減退

（胸部）
●心肌梗塞
●狹心症
●高血壓

（頭部）
★糖尿病視網膜病變
（眼底出血）
●白內障
●腦梗塞
●牙周病

（手指、腳趾）
●發麻
●疼痛
●冰冷

（腹部）
★糖尿病腎病變
●腎盂腎炎
●膽囊炎
●膀胱炎
●便秘・腹瀉
●性慾減退、勃起障礙

（下肢）
●阻塞性動脈硬化症
（間歇性跛行）
●壞疽（尤其是腳趾等處）

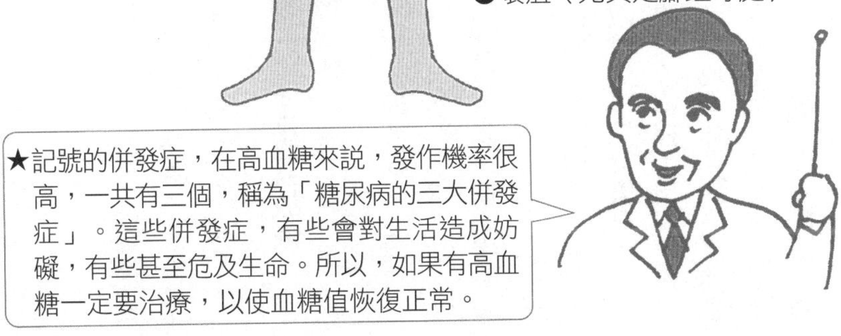
★記號的併發症，在高血糖來說，發作機率很高，一共有三個，稱為「糖尿病的三大併發症」。這些併發症，有些會對生活造成妨礙，有些甚至危及生命。所以，如果有高血糖一定要治療，以使血糖值恢復正常。

恐怖的糖尿病三大併發症

全身性的糖尿病神經病變

糖尿病如果不進行適當的治療，會出現神經病變。病變的產生因人而異，但在高血糖變成糖尿病之前，就可能發生這些病變。由於神經分布全身，這些病變也會出現在全身任何部位。

糖尿病神經病變，分為週邊神經（感覺神經及運動神經）病變，以及和消化系統、呼吸系統、循環系統的功能有關的自律神經病變。

不治療、不管理高血糖，大多會突然發病惡化。因此，在高血糖還不嚴重的時候，請儘快治療或控制，不要拖延。

四成以上的患者會併發糖尿病視網膜病變

長期高血糖，會引起眼部視網膜微血管病變，稱為「糖尿病視網膜病變」。基本上這是因長期高血糖，導致血小板凝集，微血管受損，進而引起微血管腫大、滲漏、出血、阻塞，這種情形如果發生在視網膜的微血管，就會造成失明。

■眼球的構造

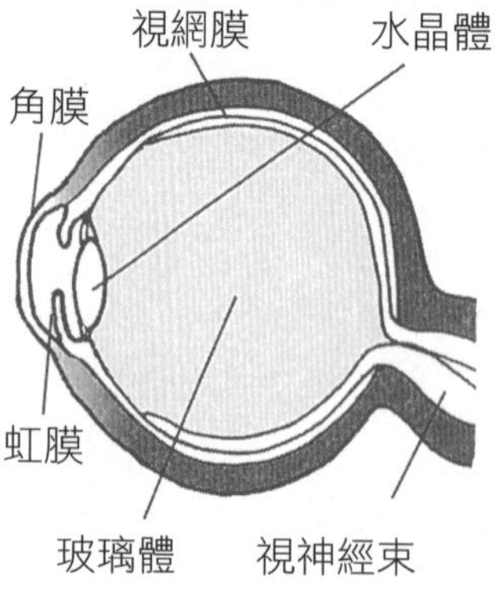

有超過百分之六十的第2型糖尿病患者，會有視網膜病變，是20歲至65歲人口失明的最主要原因。

人體廢物的過濾裝置故障 糖尿病腎病變

腎臟裡面有很多如同毛線球一般的微血管，稱為腎小球。當這腎小球受損，就會引起「糖尿病腎病變」。

腎臟是過濾人體廢物的裝置，如果發生故障，事態就嚴重了。近年來，醫學已經掌握了糖尿病腎病變的徵兆，能夠在病情嚴重之前就開始治療，或是進行洗腎。所以罹患糖尿病，一定要定期看門診，養成習慣，早期治療。

糖尿病腎病變的病情發展

第一期：無症狀

徵兆難以掌握，難以發現疾病

▼

第二期：腎病變早期

最初，尿液中出現微量的白蛋白，後來有時會出現蛋白尿

▼

第三期：腎病變中期

持續出現蛋白尿，若不好好加以治療，則很難恢復健康

▼

第四期：腎功能不全期

腎臟功能已受到極大損傷

▼

第五期：尿毒症期

腎臟幾乎無法發揮正常作用，必須進行人工透析（洗腎）

糖尿病神經病變的主要症狀

週邊神經病變	●感覺神經的病變 ●手腳發麻或發熱 ●痛覺、觸覺的過敏或鈍麻 ●運動神經的病變（肌肉萎縮等）
自律神經病變	●胃腸的機能障礙 ●便秘與腹瀉（兩者交互出現，或是重複出現其中的一種） ●膽囊的機能障礙（可能引起膽囊炎） ●膀胱的機能障礙（可能引起膀胱炎） ●心臟的神經病變（與心肌梗塞的發作有關） ●起立性低血壓（起立性眩暈） ●勃起障礙 ●發汗障礙
其他	●顏面神經麻痺 ●視覺異常 ●聽力異常

★糖尿病視網膜病變，是是 20 歲至 65 歲人口失明的最主要原因

★台灣目前的洗腎病人中，約有 40%-50%是由於糖尿病

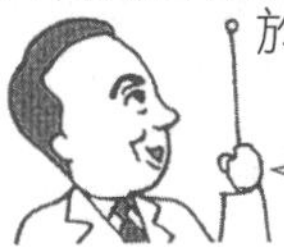
台灣洗腎率逐年增高，每年新增約六千名病人，千萬不可小看糖尿病！

神經病變有猝死的危險

糖尿病的三大併發症中，最容易被忽略的就是神經病變。

一旦變成嚴重的自律神經病變，就會有猝死的危險。

例如，自律神經掌管脈搏跳動，也就是心臟的跳動，如果自律神經異常會如何？

自律神經也控制呼吸，如果自律神經異常又會如何？

由於心臟與呼吸都與神經有關，可見糖尿病神經病變的危險。

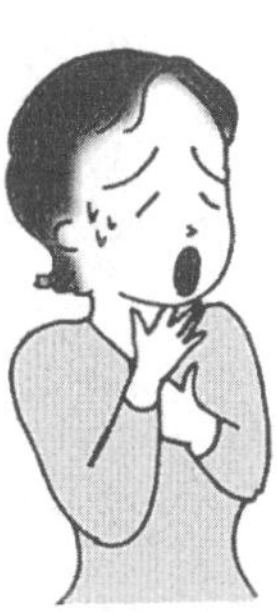

高血糖的生活習慣

過度消耗胰島素造成高血糖

糖尿病患者，由於胰島素的作用不良，持續處於需要胰島素的狀態，這樣就會造成高血糖。

在日常生活中，請注意避免不良的生活習慣，不要過度消耗胰島素。

肥胖

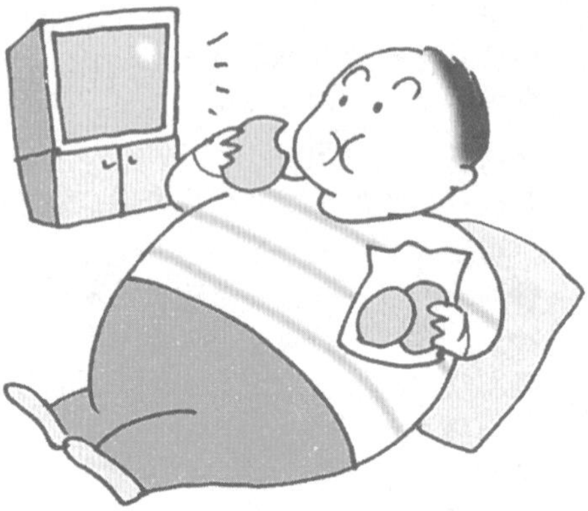

過度肥胖，造成人體脂肪細胞肥大
↓
對胰島素的感受性變得遲鈍，
因此對胰島素的需求增加
↓
胰島素無法發揮功能

脂肪、甜食、酒攝取過多

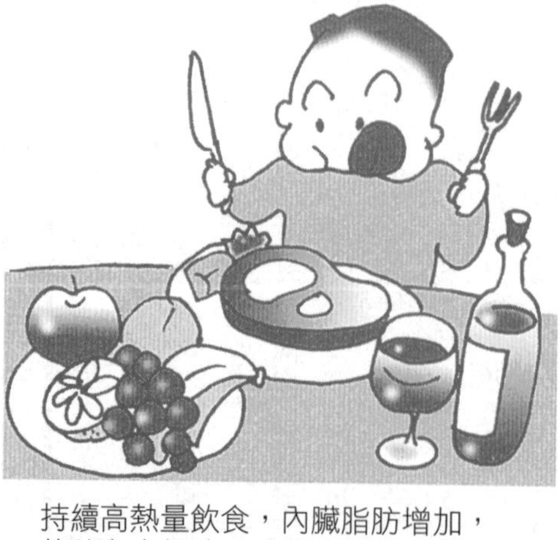

持續高熱量飲食，內臟脂肪增加，
使胰島素無法發揮功能

妨礙胰島素發揮功能的錯誤生活習慣

吃得太多・太快

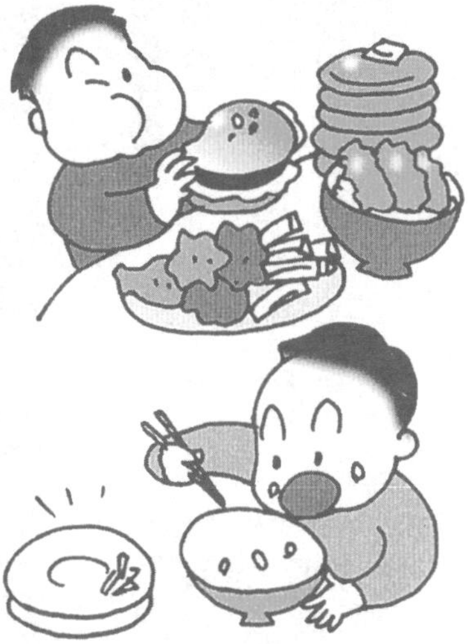

胰島素的需要量增加

運動不足

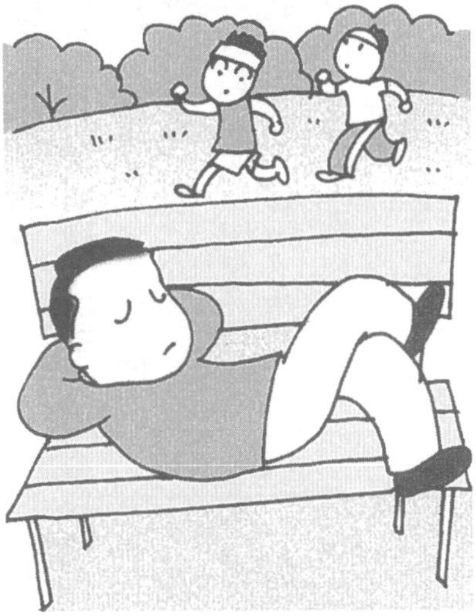

內臟脂肪堆積，
降低胰島素功能

感冒・發高燒

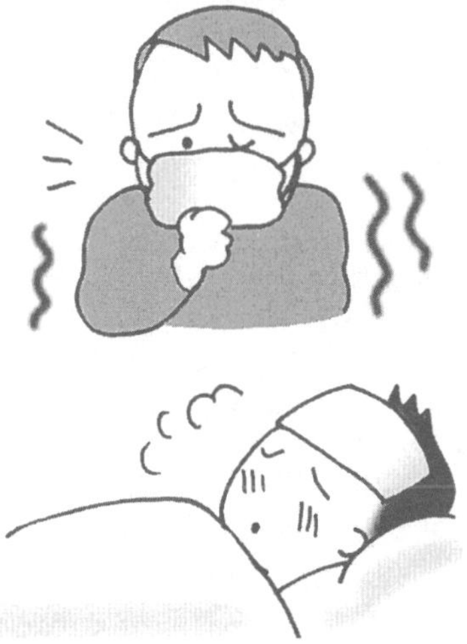

葡萄糖代謝不順利，消耗過多胰島素

暴躁・憂鬱

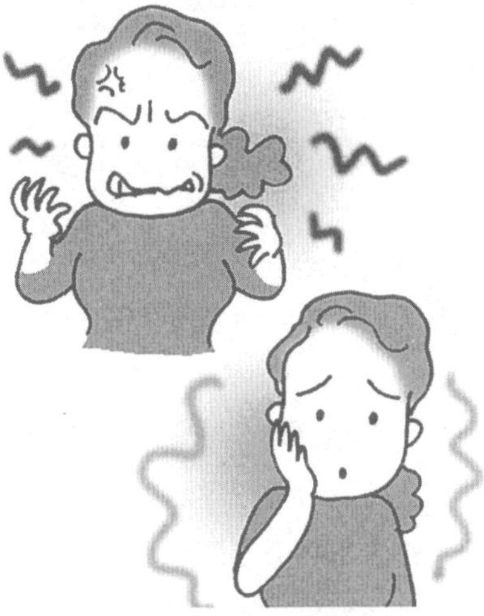

壓力會促使腦下垂體和腎上腺的荷爾蒙分泌，造成與胰島素完全相反的拮抗作用，使血糖升高

改變飲食與運動，降低血糖值

飲食療法與運動療法降低血糖值

要降低高血糖，基本上要進行適當的飲食和運動。其中，尤以飲食療法更為重要。

如果輕忽飲食療法，僅靠運動療法或其他療法，是沒有效果的。運動療法是飲食療法的輔助。

此外，還有使用藥物來治療高血糖的方法。如果高血糖者進行飲食療法或運動療法，但仍然無法降低血糖值，或是有明顯的高血壓症狀，而擔心會產生併發症，可以經過醫師指導，考慮使用藥物療法。

【降低血糖，重點在於飲食和運動】

高血糖會使人體血液流通速度降低、不順暢，那麼，應該如何使血液乾淨，降低血糖值呢？請注意下面三個要點：

1 首先要消除造成高血糖的肥胖→

飲食過度及運動量不足的問題必須改善，恢復標準體重。（BMI ＝ 24 以下）

2 減少三酸甘油脂或膽固醇攝取量→

飲食過度（尤其是壞膽固醇或三酸甘油脂較多的動物性脂肪與醣類，不要喝含糖飲料，以免攝取過多果糖），運動量不足的問題也必須改善。

3 讓胰島素充分發揮作用→

避免飲食過度（暴飲暴食會造成內臟脂肪增加，吃飯速度太快等行為都要停止），為避免內臟累積過多脂肪，請定期做運動。

飲食和運動，是降血糖的兩大原則！

只有病人自己可以降低高血糖值

飲食和運動皆為日常生活的一部分，在自己的生活中進行飲食療法和運動療法，需要靠病患自己的意志力。也就是說，家庭就是治療的場所。

醫師可以診斷患者，並提供具體的治療方法。但是，控制血糖值的，還是患者自己。

任何疾病都一樣，自己的病，要靠自己來照顧。具有這種堅強的意志，不可以把一切都交給醫師，否則無法治好疾病。

自己下定決心進行治療，一旦克服疾病，就會發現自己的成長。醫師僅能站在協助病人的立場。

重新評估自己的生活習慣

修正不適當的生活習慣，是治療高血糖最重要的事。首先請重新評估自己的生活習慣是否「不適當」？請審視以下五個基本問題：

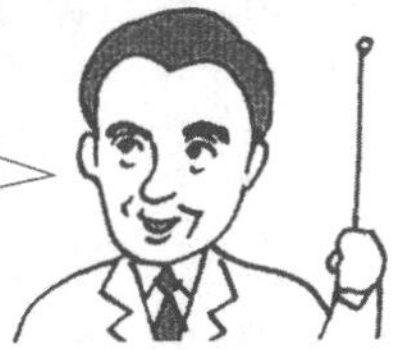

①飲食量多少？	明顯過多	偶而吃太多	適當	→參照 P.34
②營養是否均衡？	幾乎沒想過	偶爾提醒自己	隨時注意	→參照 P.36
③三餐時間？	不一定	偶而不規律	一定時段	→參照 P.36
④運動習慣？	每週 1 次以下	每週 2 次以上	每週或隔日 1 次	→參照 P.46
⑤目前體重？	明顯肥胖	有肥胖傾向	維持範圍或稍低	→參照 P.32

檢視上述五個生活習慣基本問題，有錯要加以改善，這是降低高血糖的第一步！

參照各頁解說，檢視自己對於生活習慣的判斷及感覺是否適當

維持理想體重

消除肥胖 可使血糖值降低

過胖的人，請遵守適當的飲食、運動習慣，降低肥胖情形，維持最適當的體重。

血糖值較高的人，隨著體重降低，血糖值也會跟著降低，最後一定會降低到與健康人同樣的水準。

肥胖與高血糖具有密切的關係。

事實上，很多人消除了肥胖，同時也發現高血糖跟著消失了。

理想的體重是多少？

身體質量指數（BMI）是表示個人肥胖程度的數值，將自己的體重（以公斤為單位）除以身高（以公尺為單位）的平方，就可求得。

BMI值以19～20為正常範圍，23以上要注意，24以上則屬肥胖。

根據健康調查的統計數字，BMI值在22左右最健康，死亡率最低，加減10%的範圍，都是符合理想的體重。所以，理想的體重就是身高×身高×22。

請參照左頁，計算你的標準體重吧！

糖尿病小心！ 內臟脂肪型肥胖

肥胖有兩種，第一種是腹部或手腳皮下脂肪累積的「皮下脂肪型肥胖」，另一種是腹部周圍的腸系膜部分有脂肪累積的「內臟脂肪型肥胖」。

與高血糖（糖尿病）有密切關係的，是「內臟脂肪型肥胖」。

如果你的肥胖是屬於這一型，必須儘早消除脂肪。

所幸，比起皮下脂肪而言，內臟脂肪較容易藉由飲食、運動去除，所以不是一件很困難的事。

標準體重與身體質量指數（BMI）計算

標準體重(kg)＝身高(m)×身高(m)× 22

$$\text{BMI} = \frac{\text{體重(kg)}}{\text{身高(m)} \times \text{身高(m)}}$$

正常範圍：BMI ＝ 19～22

（範例）身高 168 cm、體重 74 kg

$$\text{BMI} = \frac{74}{1.68 \times 1.68} = 約\ 26.2\cdots\cdots$$

與正常 BMI 相較，已明顯過重，可以視為肥胖

標準體重＝ 1.68×1.68×22 ＝約 62 kg……

目前體重 74 kg，超重 12 kg，至少要減輕 7 kg 的體重才能達到 BMI22 的正常範圍

肥胖或是有肥胖傾向的人，要努力消除肥胖，這對於高血糖的治療非常重要。如果是體重過輕的人，而醫師未做特別指示，則不必增胖。體重過輕，也可以藉由正確的飲食、運動習慣，接近標準體重。

根據最近的研究，亞洲人如果 BMI 超過 24，會有內臟肥胖的情形。

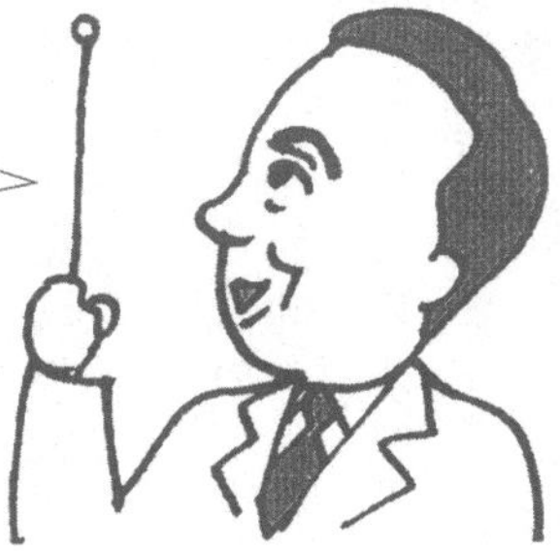

肥胖會造成「胰島素抗性」

人體分泌胰島素，但是有時卻無法充分利用胰島素，原因很多。無法利用胰島素的情形，稱為「胰島素抗性」。

人體細胞對於胰島素感受或接受的能力降低，就是所謂的「胰島素抗性」。造成「胰島素抗性」主要原因之一，就是肥胖。

BMI在24以上，或男性腰圍90公分、女性80公分以上，則很可能會有「胰島素抗性」。

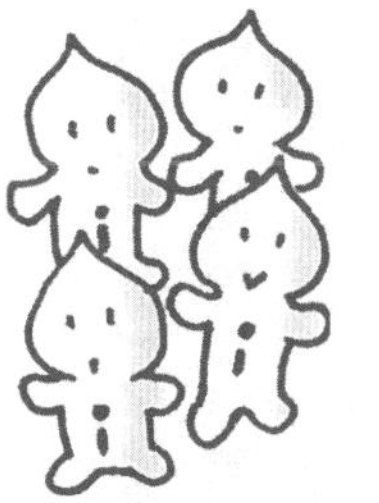

飲食適量，血糖值自然下降

飲食不過量
胰島素功能才正常

要脫離高血糖，必須重新評估飲食是否過量。

造成高血糖的最大元凶，除了第1型糖尿病或是胰臟疾病所引起，再來就是飲食過度或肥胖。

因此，對於出現高血糖症狀的人而言，必須改善飲食過度，也就是要將飲食量減少到適當的量。

糖尿病是因為胰島素的功能不良而造成，因此飲食量必須注意胰島素的分泌量。

為了不至於過度消耗胰島素，飲食量一定要限制在必要的範圍內。

如此醣類就能夠充分利用燃燒，使血糖值下降。如果過度飲食，超出必要量，需要更多的胰島素來處理葡萄糖。請注意這一點。

適當的飲食量
決定於標準體重與運動量

有些人接受了減少飲食量的建議，卻過度極端，進行近乎絕食的飲食量，或者刻意攝取低熱量，這都是很危險的行為。

下一頁的圖表，顯示適當飲食量的計算方法，想要知道適合自己的飲食量，請依照範例來計算。

圖表中的計算，體重是要用個人的標準體重，而不是目前的體重。例如，步行同樣的距離，身體重的人與輕的人相比，需要更多的熱量，所以，要用標準體重來計算。

如果用目前的體重來計算這個公式，對於改變現狀沒有幫助。

在這個計算公式中，有一個「身體活動量」。

「身體活動量」是指一天的生活方式，也就是如何活動自己的身體。一般而言，這和職業、工作有密切關係，所以用職業、工作就可以判斷。

例如，上班族除了搭車上班以外，幾乎沒有其他的身體活動，而每天練習比賽的職業運動選手，兩者一日所需的熱量不同，因此飲食量當然也不同。

認識「身體活動量」

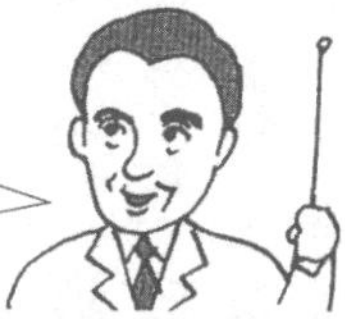

身體活動量是指一日生活所需的全部熱量，以體重 1 kg 來換算。

職　業　狀　況	活動強度	身體活動量
臥病在床	非常輕	20～25 Kcal/kg
一般辦公室上班族、店員、教師、主婦及休耕期、休息期的農林水產從事者等	輕微	25～30 Kcal/kg
工作需要經常使用勞力者、徒步或是以騎自行車為主的行銷人員、快遞人員及農忙時期、尖峰期的農林水產從事者等	中度	30～35 Kcal/kg
勞動者、運動選手等	強度	35 Kcal/kg 以上

適當飲食量（一日份）計算公式 ──↑

標準體重每一公斤 Kg 的活動量

飲食量（標準熱量）＝標準體重（kg）×身體活動量（Kcal）

↑ ↑

（計算方法參照 P. 33）（見上方表格右欄）

（計算範例）身高 168 cm 的辦公室行政人員

飲食量=（1.68×1.68×22）×27.5 ＝ 1707.6 Kcal，約為 21～22 單位

↑

（25～30 的平均值）

身體活動量有一個數字區間，計算的時候不妨用中間數字。

計算結果得到的數字，會與醫師或醫療人員所建議的「飲食標準熱量（飲食單位）」大致相同。

實際上飲食量，還要依照年齡、性別、併發症的程度、肥胖的程度等來調整，最後才會得到適當的一日飲食攝取量。

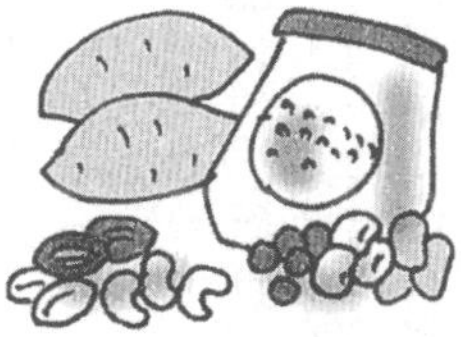

飲食療法要注意營養均衡

遵守原則「不過食、不偏食」

需要遵守飲食必需最低量限制的糖尿病患者，不能像以往一樣，愛吃什麼就吃什麼。而要以最低的飲食量來調整身體，恢復健康，另外還要注意營養均衡的問題。

為了使體內的代謝順利運作，一定要有嚴格的限制，均衡的攝取各種食物。糖尿病患者必須「不過食、不偏食」，這麼做不僅可以預防現代文明病，也可以防止肥胖。

此外，每日的用餐時間一定要規律，這點很重要。用餐時間間隔太長或太短，控制血糖會變得很困難。

請根據「食物代換表」

醣類（碳水化合物）、蛋白質、脂質（脂肪）稱為三大營養素。三大營養素再加上維生素與礦物質，這五大營養素必須要均衡攝取。

醫師、營養師所進行的飲食指導，將醣類和蛋白質再分為主食類和水果類兩小類，所以一共分為六小類（參見次頁）。這是根據「食物代換表」的分類。

日本糖尿病學會建議的食物代換表，正式的名稱是「糖尿病飲食療法食物代換表」。這份代換表經修訂，淺顯易懂。

醫師、營養師所進行的飲食指導，是建議每日六小類食物所攝取的份量，以保持營養均衡，並且維持最適當的飲食量。此外，也說明應該如何分配三餐的飲食。

次頁下方是一個飲食範例，每個人一日的飲食量，可能比範例的熱量多或少，要依照個人不同的需求而定。個人不同的需求，可以不同食物類別來調節。

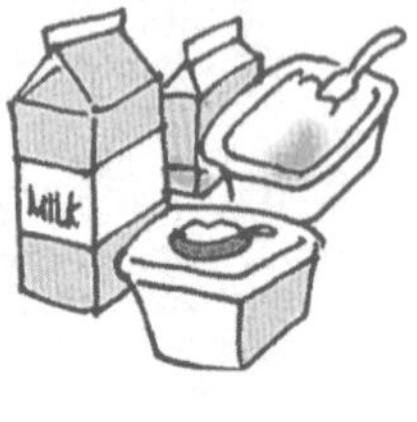

食物代換表

醣類食物

【類 1】

穀類、芋頭、醣類較多的蔬菜與種子、豆類（不含大豆）

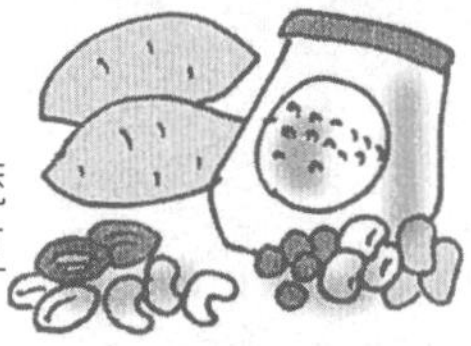

【類 2】

水果

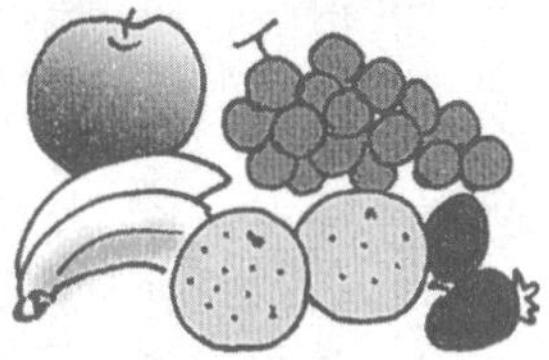

蛋白質食物

【類 3】

魚、海鮮、肉、蛋、起司類、大豆及其製品

【類 4】

牛乳與乳製品（起司類除外）

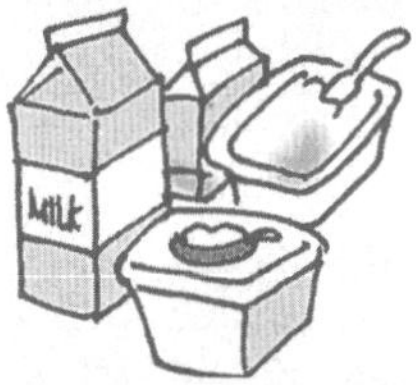

脂質含量較多的食物

【類 5】

油脂、脂肪性食物

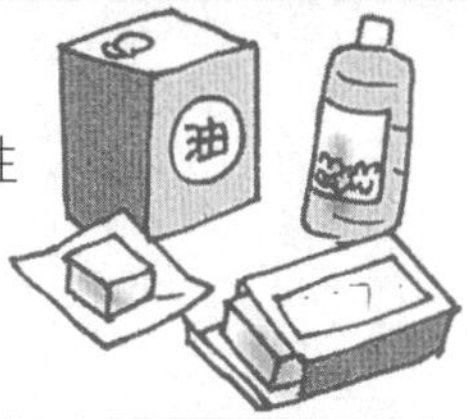

維生素、礦物質含量較多的食物

【類 6】

蔬菜（排除醣類較多的蔬菜）、海藻類、菇類、蒟蒻

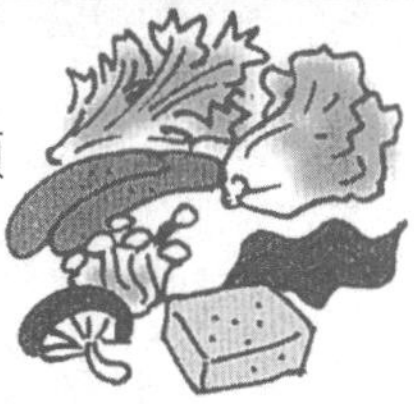

（註：類 1～6 按照「食物代換表」）

理想的飲食分配範例（以 1600 Kcal 為例）

<table>
<tr><th></th><th>類 1</th><th>類 2</th><th>類 3</th><th>類 4</th><th>類 5</th><th>類 6</th><th>調味料</th></tr>
<tr><td>早餐</td><td>3(2)</td><td></td><td>1</td><td></td><td rowspan="4">1</td><td>0.3</td><td rowspan="4">0.6</td></tr>
<tr><td>午餐</td><td>4(2)</td><td></td><td>1</td><td></td><td>0.3</td></tr>
<tr><td>點心</td><td></td><td>1</td><td></td><td>1.4</td><td></td></tr>
<tr><td>晚餐</td><td>4(2)</td><td></td><td>2</td><td></td><td>0.4</td></tr>
<tr><td>總計</td><td>11(6)</td><td>1</td><td>4</td><td>1.4</td><td>1</td><td>1</td><td>0.6</td></tr>
</table>

數字表示單位，1單位＝80大卡

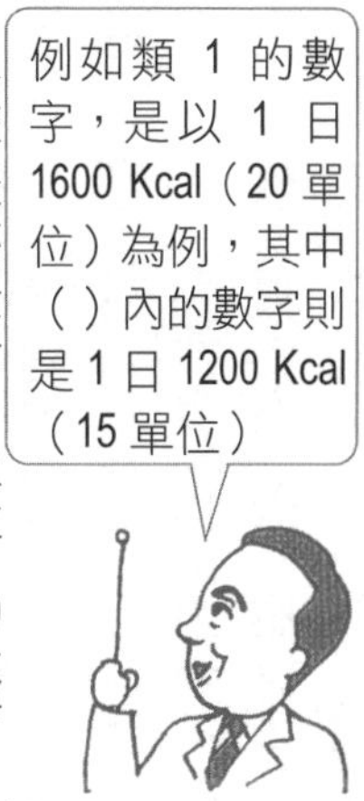
例如類 1 的數字，是以 1 日 1600 Kcal（20 單位）為例，其中（ ）內的數字則是 1 日 1200 Kcal（15 單位）

（資料：日本糖尿病學會編／日本糖尿病協會，文光堂發行「糖尿病飲食療法食物代換表」）

三大營養素

不同的醣類食物差異很大

主食類的食物，除了米、麥，還有芋類、玉米、南瓜等，這些以澱粉為主要成分的食物，都屬於醣類食物，屬於同一類。

醣類食物，在體內會被分解成為葡萄糖，是熱量的來源。

提到醣類，一般人會聯想到砂糖，但是在食物代換表裡面，砂糖是屬於調味料類。糖尿病飲食療法最關注的醣類食物，其實是指澱粉的主食類食物。

水果也是屬於醣類食物，以葡萄糖和果糖為主要成分，因此和澱粉類主食完全不同。

吃下了澱粉，經過消化作用的新陳代謝，會變成葡萄糖，由於消化、吸收需要一段時間，所以血糖值的上升比較緩和。

砂糖裡面有很多葡萄糖，葡萄糖是單醣，無法再分解為更小分子，因此葡萄糖是醣類的最小單位，會快速直接轉換為血糖。也就是說，吃下了葡萄糖，血糖值會立即上升。

所以，對於有高血糖的人而言，葡萄糖並不是好東西。

同樣的，水果果糖也是單醣，也會使血糖值快速上升。因此，砂糖與水果必須注意，和主食完全不同，不可算做主食類。

均衡攝取蛋白質

蛋白質食物大致分為動物性與植物性兩種。植物性蛋白質食物是①大豆、大豆製品。

動物性蛋白質食物則是②家禽家畜肉，③海鮮類，④蛋、起司類。

以上的四種蛋白質食物，在「食物代換表」中，都列入【類3】屬於同類食物。

這四種蛋白質食物，可任意選擇食用，但還是要均衡攝取。

尤其是植物性蛋白質，由於只有大豆、大豆製品屬於蛋白質食物，所以吃素的人更要積極攝取。

油的一日使用量為三分之二大匙

脂質（脂肪、食用油）是高熱量食物，相信大家都知道。

醣類（葡萄糖）和蛋白質一公克有四大卡熱量，而脂質一公克則有九大卡熱量，可見脂質屬於高熱量食物。

當然，我們不會大量喝食用油，像吃飯或吃麵包那樣，所以油脂的食用量有限。

但是，由於脂質也存在肉、魚、乳製品中，故一日的單位攝取量還是要有規定。

病人進行糖尿病飲食療法，一日大多規定攝取一單位的脂質，相當於食用油量為三分之二大匙，包括乳瑪琳（人造奶油）和奶油的份量。

也就是說，如果早餐在烤吐司麵包上塗抹了很多奶油，已經攝取了一日大部份的脂質。

所以，每天的菜單，要有計畫評估脂質攝取的比例。

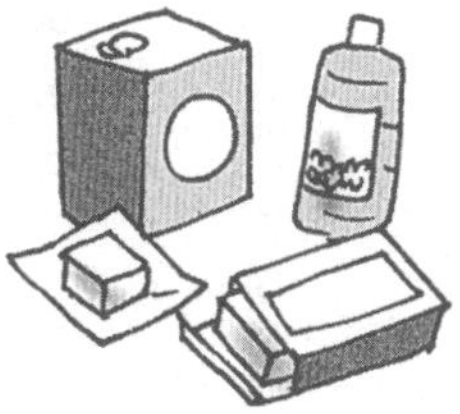

極低熱量飲食

糖尿病的飲食，是以①必要最低限度的熱量，②均衡的攝取，為兩大原則，這兩點也是健康減肥和現代文明病預防飲食的原則。

在醫院，因為疾病等需要緊急減肥的患者，會進行「超低熱量減肥」，取英文開頭字母，稱為「極低熱量飲食」（very low calorie diet, VLCD）。

極低熱量飲食，絕大部分是粉狀食物，裝成小包，一日五包以熱開水攪拌飲用。粉狀食物的調製會根據營養均衡的調配原理，確實達到減肥的效果。

此外，有一些市售商品能夠延緩小腸吸收營養，對於糖尿病的控制也有所改善。

飲食量降低，吃不習慣怎麼辦？

請務必熬過最初的兩週

好不容易開始進行糖尿病高血糖飲食療法，一開始信心滿滿，但是不到一週，就遭遇挫折而放棄了，這種例子屢見不鮮。

請讀者充分了解，必須進行糖尿病高血糖飲食療法的理由，以及基本的運作方式。

沒辦法持續飲食療法，以經驗來說，最大的原因，就是病人覺得飲食量不夠。糖尿病高血糖病患，比較沒有留心飲食份量的問題，以前總是想吃什麼就吃什麼，所以特別容易有這種不適應。

此外，由於身體為了維持高血糖狀態，食慾會比一般人要強，所以通常都會覺得吃不飽，但是請你務必要忍耐。

下定決心，請先試著努力兩週。隨著血糖狀態的改善，吃不飽的感覺會逐漸降低。

最多大約一個月，大部分的人都可以藉由飲食療法規定的熱量，形成食慾滿足感。

經過糖尿病飲食療法，高血糖狀態所造成的異常食慾升高，情形獲得改善，胃部變得能夠習慣較少量的飲食量。

熬過這段飲食療法時期的患者，他們共通的經驗都是：「胃袋好像變小了。」這是曾經實行飲食療法的糖尿病患普遍深刻的體驗。

造成食物感覺上很豐富達成滿足感

想要熬過飲食療法初期的痛苦，除了要有耐心，也可以想一些辦法使這段時間容易度過。

有一個造成食物很多的錯覺，就是把擺在餐桌上的食物份量，做一些擺設上的調整，讓餐桌看起來變得很多樣，在視覺上會感覺滿足，覺得「似乎可以吃很多」。

另外還有一個秘訣，就是考慮相同的熱量，選擇要食用較多量或重量較大的食物，有助於獲得飽食感。

具體的方法如次頁所示，不妨試試看。

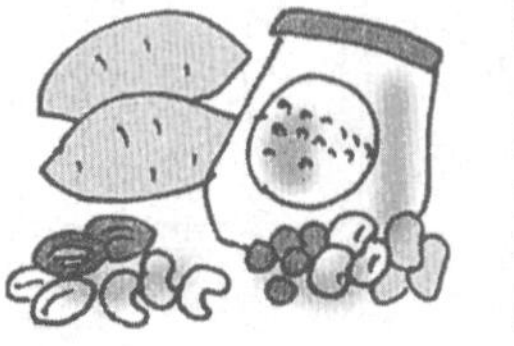

熬過最初的飲食療法時期

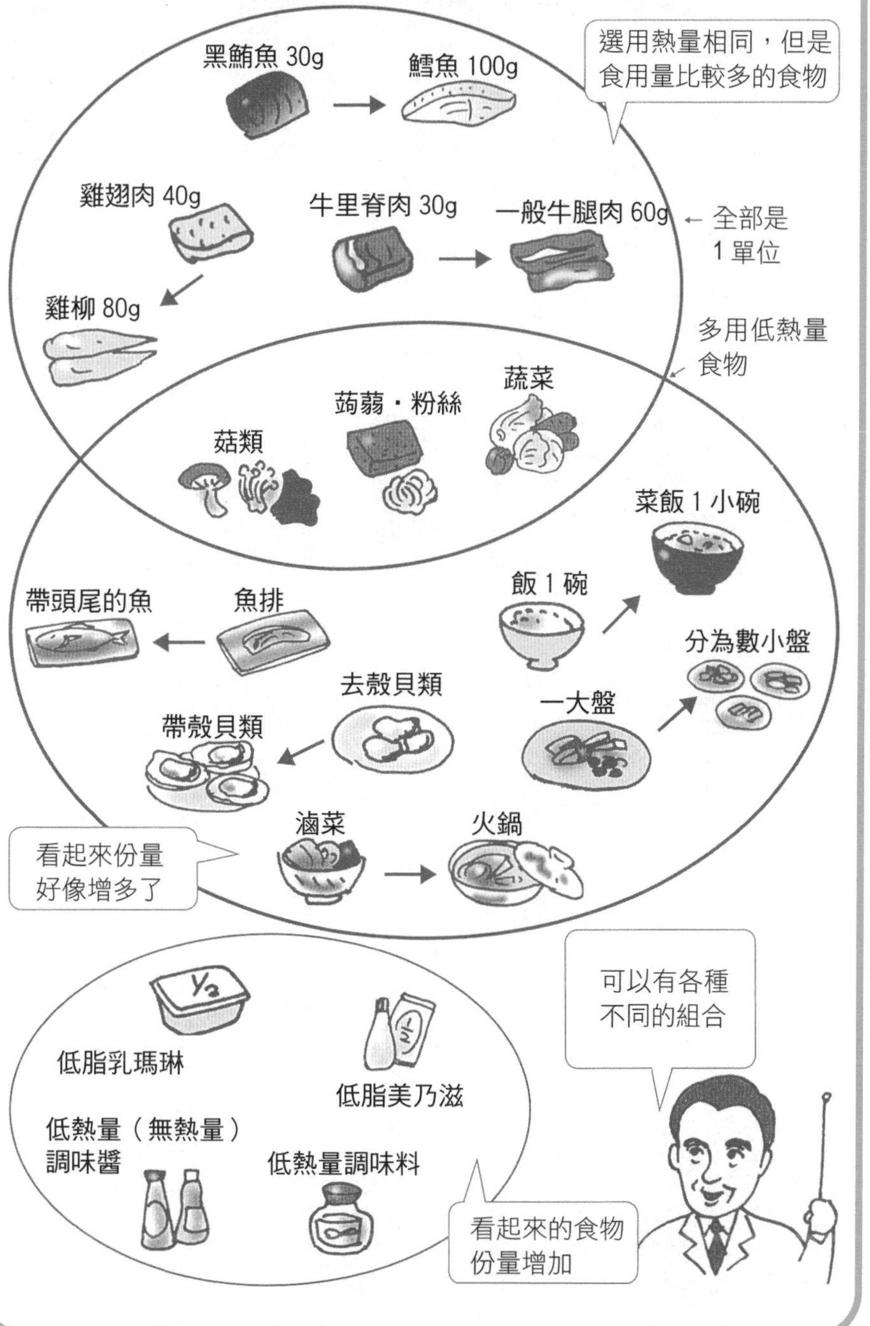

外食的注意事項

認識外食的問題

我們很難知道外食的各種菜餚，裡面的熱量到底有多少，外食與自己在家製作菜餚，計算熱量不同。有些店家會在菜單上標示熱量，但是通常只能用目測來判斷。

因此，糖尿病、高血糖病患，平常就要熟悉「食物代換」。

外食與自己做的菜，有一些不同的特徵。

首先，外食會使用很多高熱量的材料。

外食的主食份量、油或砂糖使用量，油炸食物麵衣的厚度等，以及為了調味，因此會含有比自己做的菜更多的熱量。

第二，外食的蔬菜比較少，因此經常外食要注意營養均衡。

第三，外食的鹽分使用較多，特別要注意這些問題。

與其買套餐不如選擇自助餐

進入餐廳，到底要吃什麼比較好呢？這裡有一些選擇外食的小秘訣。

單點套餐，如速食店的漢堡特餐，或是咖哩飯、湯麵等，由於主食份量和配菜（如薯條的醣類太多），多有營養均衡方面的問題。但如果選擇蛋白質較多的食物，例如炸雞，則油的使用量又可能太多，變成高熱量飲食。

考慮營養均衡的問題，還是自助餐比較好。

外食一般油的使用量比較多，往往屬於高熱量食物。不妨多選擇蔬菜類或是燙青菜，少用油的菜餚，熱量比較少。像例如牛肉壽喜燒，熱量太多，約為十一單位，若主菜選擇魚類，則大約為五～六．五單位，吃得比較安心。

外食在蔬菜方面容易不足，最好再多加一道燙青菜或生菜沙拉等。

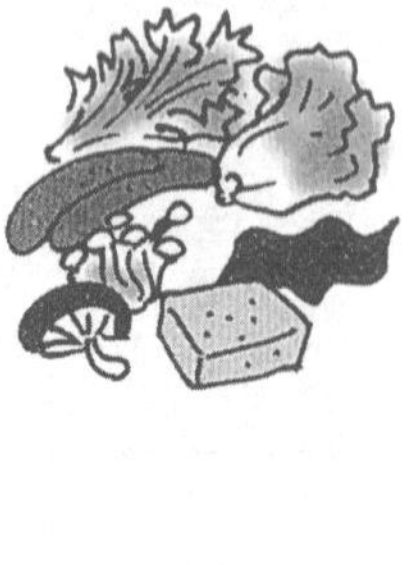

外食的注意事項

①主食只能吃平常的 1 餐份量（2～3 單位），千萬記住，多餘的要留下不能吃掉。

●蓋飯類＝ 5.5 單位
●咖哩飯＝ 4.5 單位
●義大利麵、拉麵＝ 4 單位
●蕎麥麵、烏龍麵＝ 3 單位

②主菜（蛋白質）也只能吃平常的 1 餐份量（1～2 單位），多餘的也要留下不能吃掉。盡量不要選擇油多的脂肪類。

③外食可以多吃 1 道蔬菜，但不要用美乃滋或調味醬料（如果已經淋在上面，則要盡量去除，或是另外燙熱水再吃）。

④油炸物要剝掉麵衣。

●油炸食物可將食指、中指、無名指三指併攏測量，約為 1 單位。

⑤比較鹹的食物少吃（例如味噌湯不喝湯，只吃裡面的豆腐青菜，不吃醃菜，不用醬油等）。

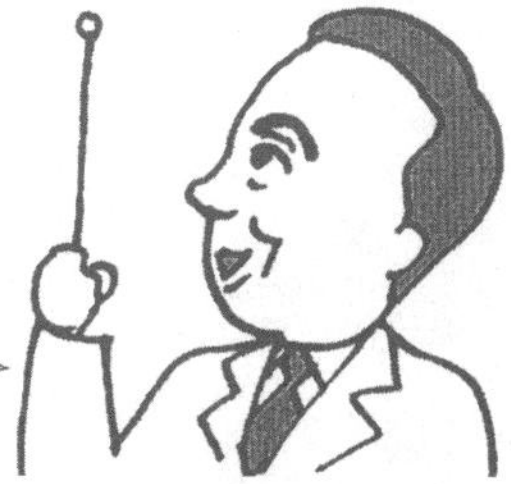
外食一定要避免這些食物，
還要注意額外加點燙青菜。

練習使用食物代換表
隨身攜帶表格

食物代換表裡面有許多數字，代表飲食的「單位」。但是以目測來說，外食只能求「大概」。因為家餐廳不同，我們不知道材料的用量與調理法。如果不知道該怎麼評估，不妨到書店尋找有彩色食物圖表的糖尿病飲食營養指導書籍。

如果不適應，可以買一些參考書來使用。平時多注意吃下去的食物熱量和營養均衡，久而久之就可以自行控制飲食。

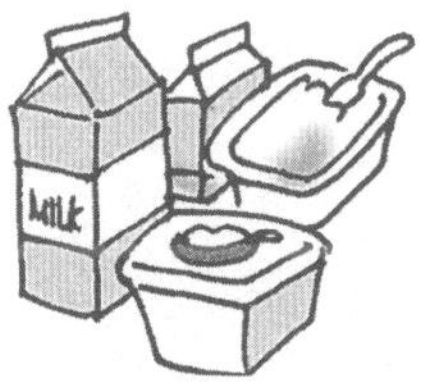

酒精的問題

飲食高熱量？原因竟然是喝酒

純酒精，一公克有七大卡的熱量。

例如一大瓶六三〇毫升的啤酒，酒精約有三十公克，總熱量大約二五〇大卡。喝兩瓶就攝取到五百大卡。對於進行飲食療法的病患而言，這幾乎是超過主食一餐份量的熱量。因此，酒是高熱量食物的代表，要記得這一點。

由於喝酒時容易開懷暢飲，一杯變二杯，二杯變三杯，愈喝愈多。而且喝酒當然會搭配下酒菜。下酒菜很多都是高熱量食物。

而且往往一夜之間，連喝好幾家，最後喝完酒肚子餓了，再吃一碗麵，大大超過一天所應攝取的飲食份量。

酒精是由人體的肝臟來處理，大部分的酒精會變成熱量，被身體消耗掉，但是飲酒的時候吃下去的食物，熱量卻會累積在身體裡。

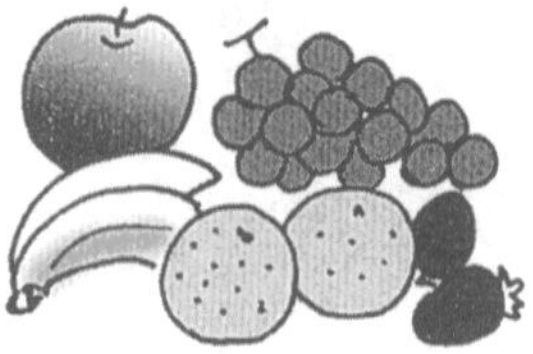

酒精降低胰島素的作用

酒是高熱量食物，會使血糖值快速上升。從醫學的觀點來看，酒還會降低胰島素對於脂肪組織的作用。

此外，酒精也是造成高血糖的原因。

一些糖尿病患者，在某些條件下可以喝酒。但是，喝酒習慣對身體很不好，如果有糖尿病或高血糖，一定要戒掉。

各種酒類的酒精含量

●威士忌（43%）　●燒酒（25%）

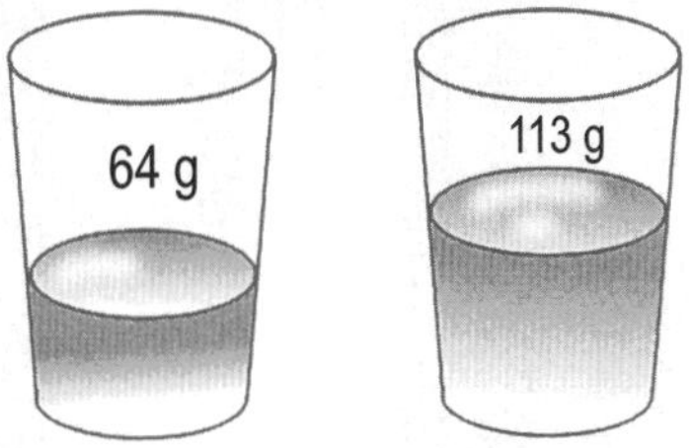

●日本酒（16.5%）●葡萄酒（12%）

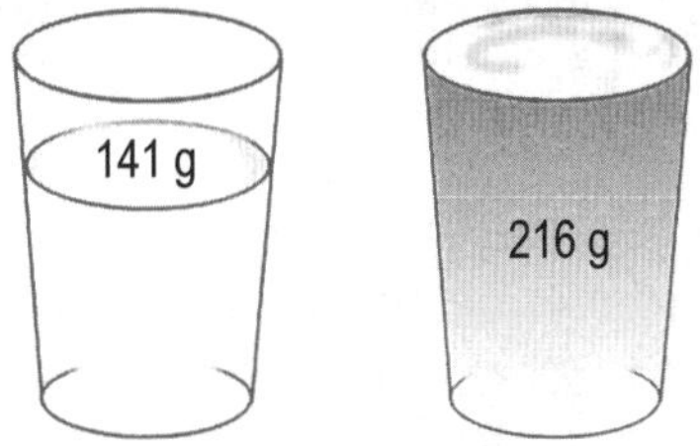

●啤酒（4.5%）

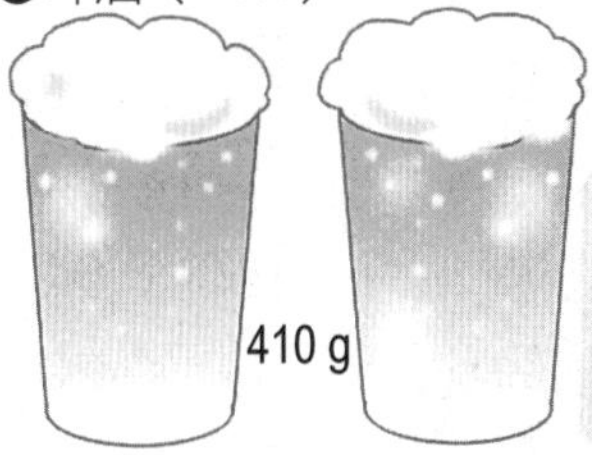

兩杯啤酒已達上限2單位

高血糖者喝酒的條件

醫師可能會允許符合下面條件的人喝酒，但至多為1單位、2 單位，威士忌只能喝 1/3 杯。

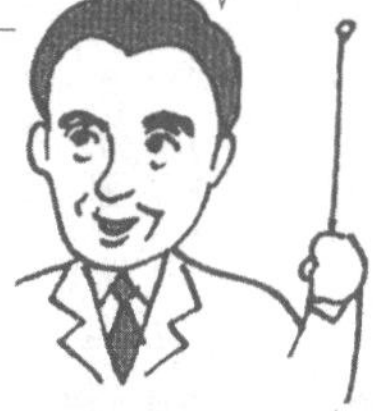

①血糖值穩定（HbA1c 小於 6%）。
②完全無併發症，肝功能正常。
③無肥胖傾向（BMI 小於 24）。
④血脂質在正常標準。
⑤未進行藥物療法（酒會對肝臟產生作用，有時會使血糖值下降過度）。
⑥對酒精有絕佳的控制力。

門檻很高，而且就算符合上述所有條件，也不能飲酒超過2單位。

糖尿病患者喝酒的謠言

有些謠言認為「糖尿病患者喝燒酒比喝啤酒好」，但這是無稽之談。

還有一個謠言是，釀造酒（日本酒、葡萄酒等）比蒸餾酒（威士忌、白蘭地等）更有營養，這也是一派胡言。

有些人聽到這些謠言，就喝啤酒來代替主食。事實上，啤酒不能代替主食，絕對不要誤信這些謠言。

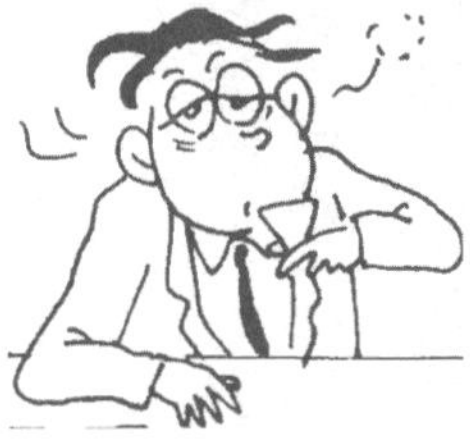

運動能降低血糖值

運動為什麼有助治療高血糖？

如果問開始進行高血糖治療的人：「飲食療法和運動療法都很重要，你知道為什麼嗎？」大部分的人會回答：「可以消耗掉經由食物攝取的熱量。」或是「可以減少體脂肪，消除肥胖。」

回答並沒有錯，但這並不是正確的解答。

運動所消耗的熱量非常少，而體脂肪也不可能輕易減少。

例如想以慢跑去除一公斤的體脂肪，大約要跑十八個小時，如果一天跑三十分鐘，要花三十六天才能達成。

但是！運動療法最直接、明顯的效果，就是能降低血糖值。

活動肌肉的時候，一開始身體使用的熱量來自於肌肉儲存的肝醣，其次是血糖，然後才是肝臟儲存的肝醣，最後才是血液中的脂肪（游離脂肪酸）。

也就是說，運動一開始會消耗葡萄糖，因此會使血糖下降。

所以，高血糖或糖尿病進行運動療法的主要目的，不在於消耗多少熱量，而在於運動療法具有降低血糖的效果。

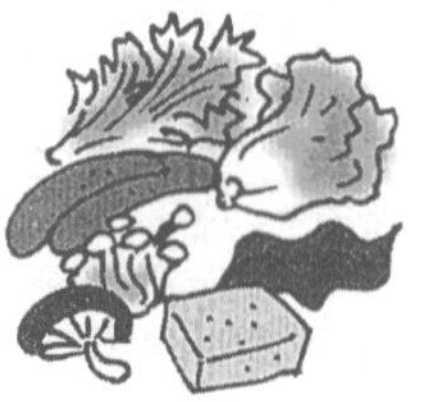

運動有效治療糖尿病與高血糖

運動的時候，人體不需要胰島素，葡萄糖可進入肌肉細胞。因為運動的時候，肌肉會產生具有類似胰島素作用的物質，所以不需要胰臟另外分泌胰島素，換言之，運動可以使身體不需要分泌胰島素。

長期持續運動療法，可以產生以下的效果：

①改善細胞的胰島素抗性。

②改善高血脂症，增加血液中的好膽固醇。

③血液變乾淨，不易形成血栓（血管裡面血液形成的結塊）。

④減少飲食攝取量，發揮肌肉

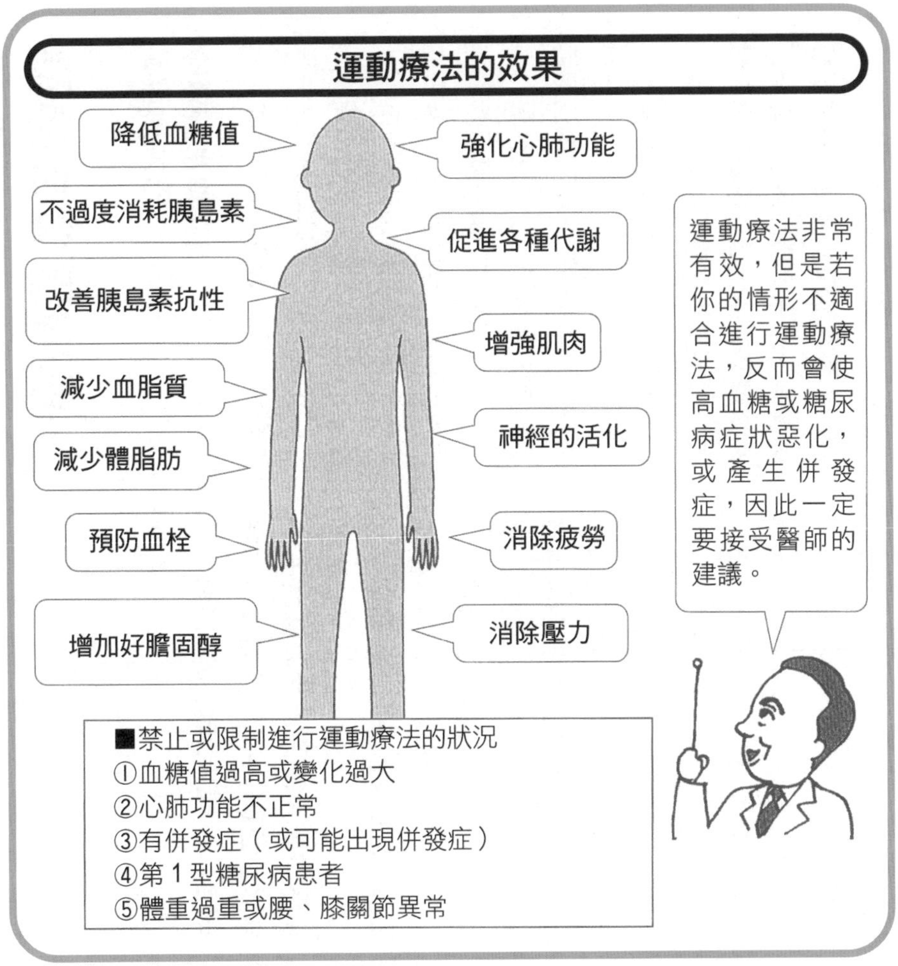

不過度消耗胰島素

減少血脂質

增加好膽固醇
強化心肺功能
促進各種代謝

神經的活化
運動療法非常有效，但是若你的情形不適合進行運動療法，反而會使高血糖或糖尿病症狀惡化，或產生併發症，因此一定要接受醫師的建議。
■禁止或限制進行運動療法的狀況
①血糖值過高或變化過大
②心肺功能不正常
③有併發症（或可能出現併發症）
④第 1 型糖尿病患者
⑤體重過重或腰、膝關節異常

的基礎代謝，可減少體脂肪。

關於①的改善胰島素抗性方面，由於胰島素的功能正常化，改善葡萄糖耐量異常的現象，所以在運動療法的效果，改善胰島素抗性和降血糖作用，是最重要的兩種作用。

是否適合運動療法患者請注意

運動療法雖然有效，但並不是所有高血糖患者都適合進行運動療法。

上表列出禁止或限制運動的狀況，如果你是這些情形，運動前必須先與醫師確認自己是否適合運動療法。

降低血糖的運動

時間較長的全身運動最適當

運動有許多種類，到底哪種運動，最能夠降低血糖呢？

選擇運動，重點有兩點。

首先是具有消耗熱量效果（利用血糖效果）的運動，也就是需要花一些時間來進行的運動。

瞬間爆發力型的運動，無法長時間消耗熱量，也不具降血糖值的效果。

長時間的運動屬於有氧運動，爆發力型的運動屬於無氧運動。有氧運動是運動消耗的能量需要氧氣來進行分解葡萄糖所產生，無氧運動則是不需要氧氣可消耗能量的運動。

想要有效降低血糖，另一個重點是全身性的運動。全身運動就是使用整個身體的肌肉來進行的運動。

身體的肌肉要充分活動，才能夠提升胰島素的感受性。

如果以局部特定的肌肉進行運動，例如專門鍛鍊手臂的肌肉，身體其他部位肌肉的胰島素感受性不會跟著提升，於是無法得到運動療法的效果。

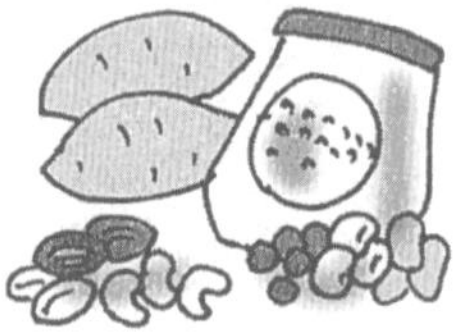

進行有氧運動，而且是全身運動，才是治療高血糖和糖尿病的有效運動。這樣一來，你應該知道如何選擇運動。

不知道該做什麼運動？走路最好

要把運動當成療法而發揮作用，一定要每天持續。一次運動的效果只能持續幾天，所以，一個月打一次高爾夫球，或是一、兩週打一次網球，這樣都得不到效果。

如果真的沒辦法每天做運動，不妨隔天做一次，或是將一些運動組合來進行。此外，如果要考慮天候和場地，選擇不易受天候影響的運動，或是不易受設施或用具限

有氧運動與無氧運動

●有氧運動

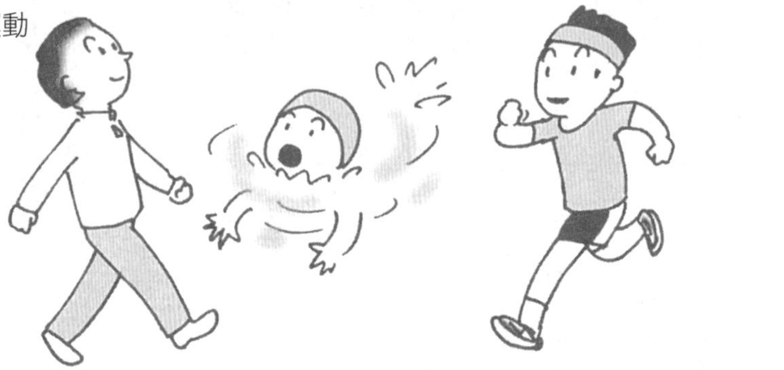

快走、游泳、慢跑等，都是能夠呼吸氧氣進行的有氧運動，長時間消耗熱量→降低血糖值、減肥的效果

●無氧運動

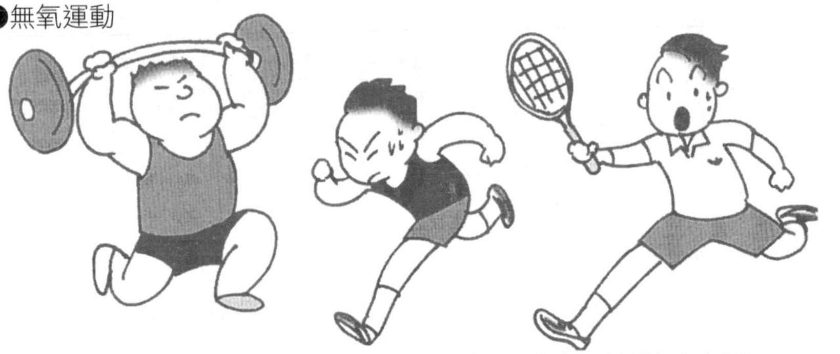

舉重、百米賽跑、打網球等，需要瞬間爆發力，屬於無氧運動，短時間消耗熱量→消除高血糖或肥胖效果較差

制，心情放輕鬆，不要計較得分或太拼命，而且不受傷或發生意外事故。這些都是選擇運動的一些重點。

以這些重點來選擇運動，可以縮小運動的選擇範圍。

以醫師和醫療人員的觀點，能夠滿足以上所有條件的運動，就是走路（快走）。

走路是隨時隨地、不需特別工具、可依照自己的狀況與步調隨時進行或調整的運動。即使忙得沒時間做運動，你都可以藉由走路來達成運動的目的。

如果不知道該做什麼運動，請從走路開始吧！

1 食物篇

菇類

低熱量、能防止肥胖，維生素B群能使醣類代謝順暢

菇類富含防止併發症的成分

菇類是低熱量食物，含有大量非水溶性膳食纖維。尤其木耳、乾香菇、舞茸（舞菇）等含有大量膳食纖維，還能有效降低血糖值，減少脂肪吸收。這是因為醣類或脂肪要轉換為熱量，需要維生素B_1、B_2及菸鹼酸等，在菇類裡面含量都非常豐富。

B_1能夠幫助醣類的分解，B_2和菸鹼酸能夠幫助脂質與醣類的代謝。此外，還有各種作用，對於容易引起併發症的糖尿病患者而言，是最適合的食物。

【菇類的作用】

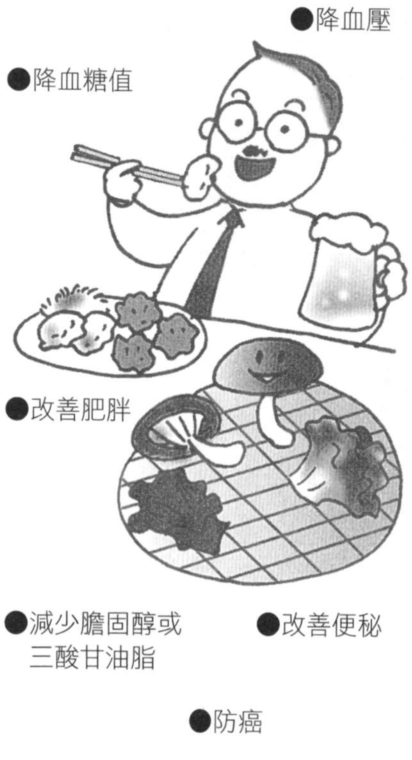
●降血壓
●降血糖值
●改善肥胖
●減少膽固醇或三酸甘油脂
●改善便秘
●防癌

【菇類的成分比較（100g）】

		舞茸（生）	乾香菇	木耳(乾)
熱量		16 kcal	182 kcal	167 kcal
鎂		12 mg	110 mg	210 mg
鋅		0.8 mg	2.3 mg	2.1 mg
維生素B_1		0.25 mg	0.5 mg	0.19 mg
維生素B_2		0.49 mg	1.4 mg	0.87 mg
菸鹼酸		9.1 mg	16.8 mg	3.2 mg
膳食纖維	水溶性	0.3 mg	3.0 mg	0 mg
	非水溶性	2.4 mg	38.0 mg	57.4 mg

舞茸

●獨特成分X-FRACTION能夠降低血糖值

舞茸又稱舞菇，除了含有維生素B_1、B_2、菸鹼酸，也含有胰島素材料的鎂和鋅等豐富的礦物質。

此外，舞茸含有一種X-FRACTION多醣體，能夠讓血中葡萄糖順利的進入細胞內，因此備受矚目。舞茸獨特的成分，能使胰島素的功能恢復正常，因此成為預防及治療糖尿病的健康輔助食物。

此外，舞茸還含有能夠恢復免疫力、抑制癌細胞增殖的β葡聚醣。

【吃法】略洗，不需要洗得很乾淨

X-FRACTION為水溶性物質，清洗的時候成分會溶出。因此如果是露天栽種的舞茸，可能會因下雨而使成分流出，所以最好選擇室內栽培。舞茸可以煮味噌湯，可發現湯汁變黑，這是因為溶出了X-FRACTION，這種物質不耐熱，所以不要以高熱長時間調理，可以改用微波爐。份量為一週一百公克的舞茸，或每隔一天使用三十公克，功效顯著。

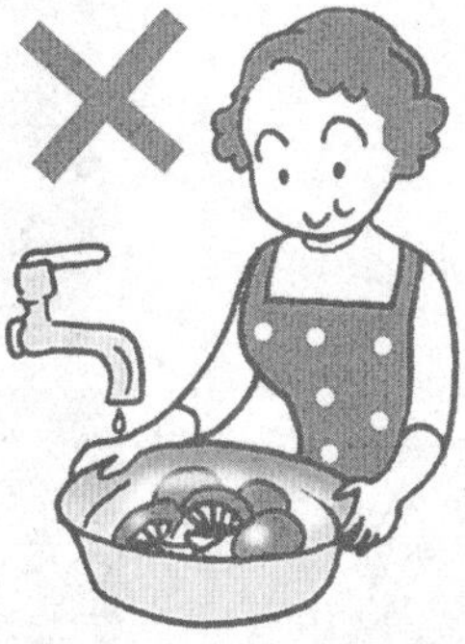

X-FRACTION或β葡聚醣都是水溶性物質，清洗太乾淨會使成分溶出

香菇

●具有抑制體重增加的作用

香菇含有維生素B_1、B_2、菸鹼酸及鋅、鎂、膳食纖維等，可說是含有降血糖值作用的營養素寶庫。

最近，經由動物實際證明了香菇能夠抑制體重增加，同時具有預防脂肪肝的效果。

建議食譜

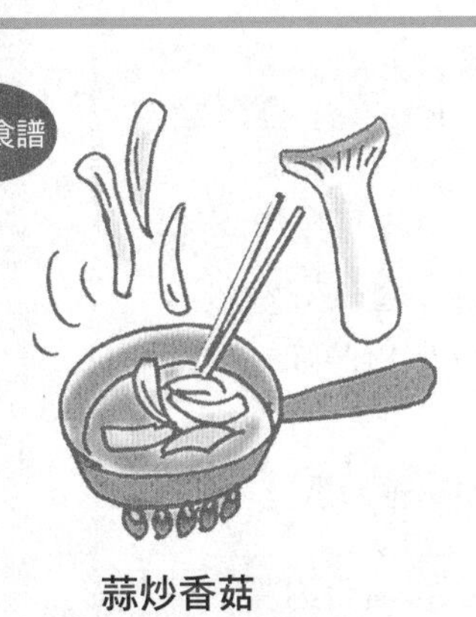

蒜炒香菇

將香菇切開，加入橄欖油與大蒜炒。起鍋撒上切碎的荷蘭芹即可。

2 食物篇

海藻海帶

膳食纖維、鋅、鉻、維生素B_2等降血糖值成分豐富，是大海的禮物

含有許多讓身體恢復健康的成分

海藻海帶類「是低熱量食物，最適合減肥」、「膳食纖維很多，對身體很好」，因此備受注目。

不僅如此，海藻海帶類還含有能夠預防或改善糖尿病、高血糖、高血壓、高膽固醇血症等的各種成分。

海藻海帶和菇類的熱量都很低，所以不必計算熱量，每天都可以積極的攝取。

但是在調理時要減少砂糖、醬油、油的用量，盡量讓味道清淡。

【海藻海帶所含的成分及作用】

●鈣、鎂、鋅、鉻
→抑制血糖值快速上升

●藻胺酸→
降血壓、防止動脈硬化

●α亞麻油酸、EPA、DHA
→使血液乾淨、
防止動脈硬化

●膽固醇→
減少膽固醇或
三酸甘油脂

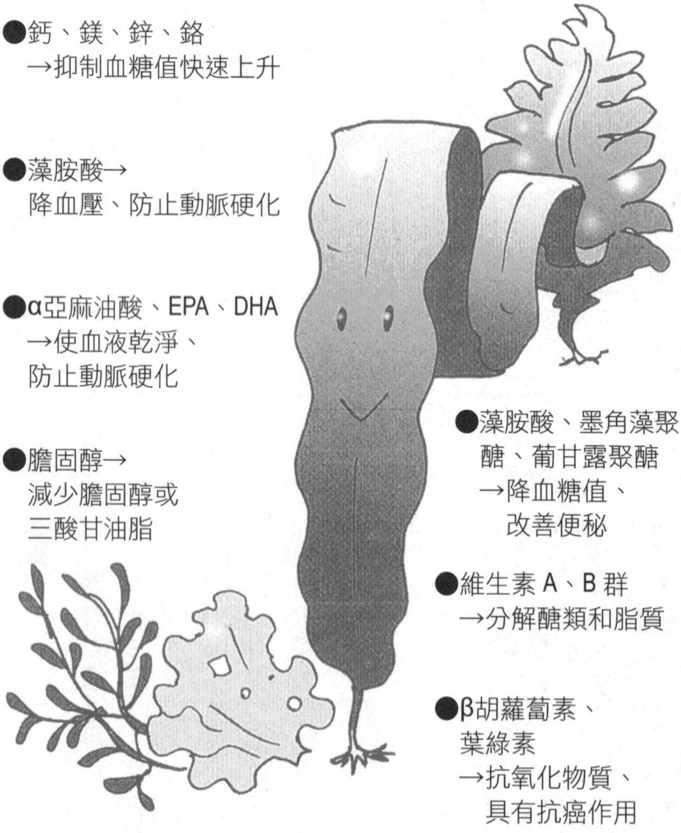

●藻胺酸、墨角藻聚醣、葡甘露聚醣
→降血糖值、
改善便秘

●維生素 A、B 群
→分解醣類和脂質

●β胡蘿蔔素、
葉綠素
→抗氧化物質、
具有抗癌作用

促進排泄的水溶性膳食纖維 礦物質豐富

海藻海帶含有大量的藻胺酸和墨角藻聚醣等水溶性膳食纖維。這些都是帶有黏滑性的多醣成分。

水溶性膳食纖維在腸中溶解為黏稠狀，可以包住一併攝取的醣類、脂質、膽汁酸等，延緩其在腸道的吸收，或是包住後直接排出體外。

因此，能夠減少醣類的吸收量或是延緩吸收速度，抑制血糖值的上升。

鎂、鋅、鉻等礦物質是製造胰島素的材料，對於醣類或脂質的代謝具有不可或缺的作用。一旦得糖尿病，鎂、鋅、鉻就容易排泄到尿液中，因此要以海藻來補充這些物質。

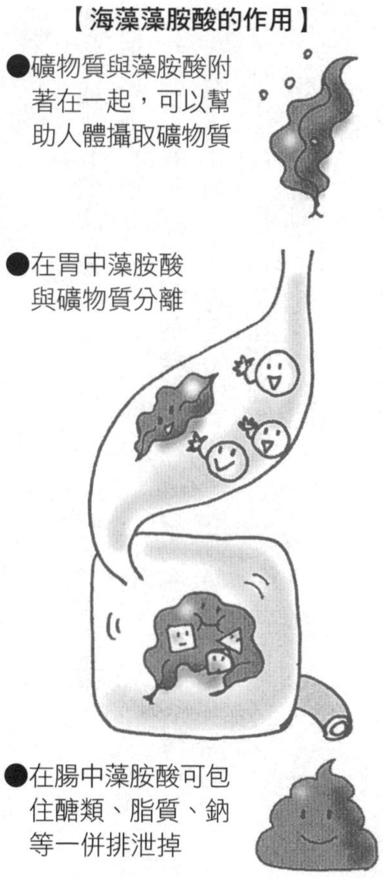
【海藻藻胺酸的作用】
●礦物質與藻胺酸附著在一起，可以幫助人體攝取礦物質
●在胃中藻胺酸與礦物質分離
●在腸中藻胺酸可包住醣類、脂質、鈉等一併排泄掉

促進醣類、脂質燃燒所需的維生素B群

海藻海帶含有豐富的維生素B_1、B_2、B_6、B_{12}等。

這些維生素就像機械的潤滑油，能幫助產生能量。

一旦缺乏，醣類和脂質就無法順暢的燃燒，堆積在體內，成為肥胖的原因，也會使血糖值上升。

為避免多餘的醣類和脂質累積，海藻海帶所含的維生素對人體很有幫助。

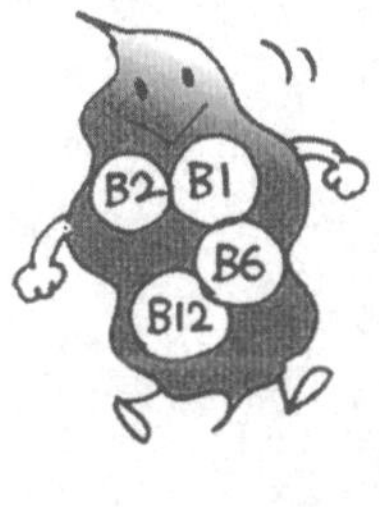
B2
B1
B6
B12

海帶

●膳食纖維的藻胺酸或墨角藻聚醣，能抑制血糖值上升

海帶含有藻胺酸和墨角藻聚醣等水溶性膳食纖維，以及β胡蘿蔔素、維生素B_1、B_2、岩藻甾醇等。能夠調節血糖值、血清膽固醇值、血壓等。

尤其以前當成民間藥使用的海帶根，黏滑成分很多，含有豐富的水溶性膳食纖維。

此外，碘的含量在海藻中也是超群的。碘能夠調節甲狀腺機能，提高醣類、脂質和蛋白質等的代謝，同時也是使血壓穩定的重要礦物質。

但若攝取過多，會引起甲狀腺機能亢進，不要吃太多。

【吃法】海帶根茶

具有降血壓效果。糖尿病容易併發高血壓，所以值得一試。要每天持續喝。

【海帶根茶】

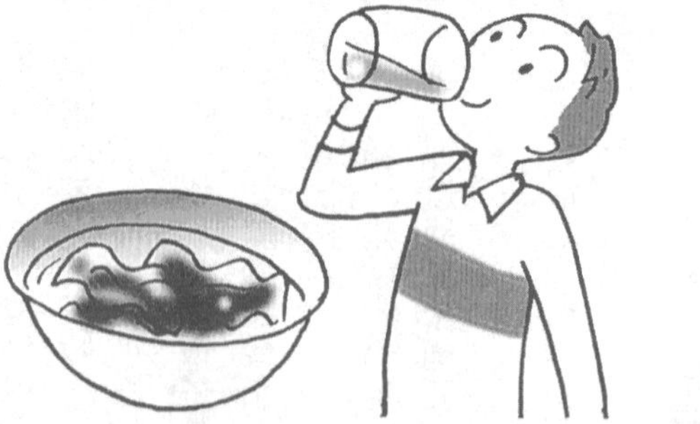

海帶根用水浸泡 20 分鐘，倒掉，換水再浸泡一晚，就是海帶根茶。可直接喝。

海帶芽

●植株含有豐富的鎂，能提升胰島素效果

膳食纖維或EPA（不飽和脂肪酸）等的含量以昆布較多，但是能夠預防膽固醇氧化、動脈硬化的β胡蘿蔔素，其含量比海帶更多。

此外，也含有能夠降血壓、防止動脈硬化的藻胺酸。

在海帶芽葉與根之間的植株含有豐富的鎂。鎂在糖轉換為熱量時具有重要的作用，因此能夠節省胰島素。

【吃法】醋拌海帶芽最好

自古以來就使用和海帶芽相合性極佳的醋。醋具有促進新陳代謝旺盛的作用，再加上海帶芽，能夠降低血糖值。

羊棲菜

●鉻的含量豐富，能夠提高胰島素感受性

羊棲菜的鈣、鐵、鎂、鉻、錳含量很多。

尤其能夠提高胰島素感受性。含有預防糖尿病所不可或缺的鉻，鉻含量比其他海藻更多。

此外，也含有很多具有降低血糖值作用的鞣酸（抗氧化物質多酚的一種）。這是因為羊棲菜是以鞣酸的顏色來武裝自己，避免被海膽或蠑螺吃掉。

【吃法】家常菜

和油豆腐皮或大豆一起煮，不僅味道香醇，而且能補充營養素，具有提高營養吸收力的效果。

石花菜、髮菜

●水溶性蛋白質，能夠降低血糖值

石花菜、髮菜都是涼粉或洋菜的材料。

根據外國研究，石花菜科所含的水溶性蛋白質（藻膽蛋白）具有降血糖值的作用。海藻和洋菜也具有同樣的效果。

【吃法】洋菜沙拉

醋拌洋菜或做成洋菜沙拉。

海蘊

●墨角藻聚醣能吸附醣類，有助體內廢物排泄

海蘊的黏滑，幾乎都是由水溶性膳食纖維墨角藻聚醣。在腸道能夠吸附醣類，最後排泄出體外，可抑制飯後血糖值的上升。

【吃法】醋拌海蘊

用醋涼拌，利用醋提高醣類代謝，有效的降低血糖值。

紫菜

●鋅、鋁、鉻等礦物質能夠使胰島素的功能旺盛

紫菜除了含有蛋白質、鐵、鈣之外，也含有合成胰島素必要的鋅和鉻。色黑且帶有光澤的高級品，鋅的含量更多。

此外，紫菜和海帶芽一樣，含有藻胺酸，能夠降低血壓、防止動脈硬化。

3 食物篇

糙米・胚芽米

糖尿病飲食治療耀眼的主食

降血糖值食物中的代表性食物

糙米和胚芽米一直以來都是應用在糖尿病的飲食治療中。

米的營養素，通常都集中在胚芽或米糠，但白米沒有這些部分。

如圖表所示，吃了糙米以後，血糖值上升緩和，胰島素分泌較少。這是因為糙米所含的水溶性膳食纖維，能夠延緩腸道吸收醣類。

糙米和胚芽米含有豐富的醣類代謝所需的維生素B_1。每餐吃糙米飯，可以獲得一天所需的維生素B_1。

此外，糙米還含有很多的亞油酸、維生素E等，能夠防止動脈硬化。

【吃法】做為主食

【糙米與白米飯後血糖值的比較】

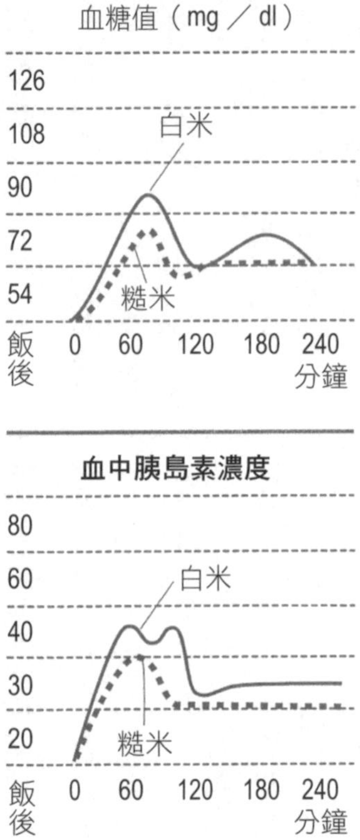

吃糙米，飯後血糖值的上升和胰島素的分泌都有降低（根據歐迪亞等人的研究資料）

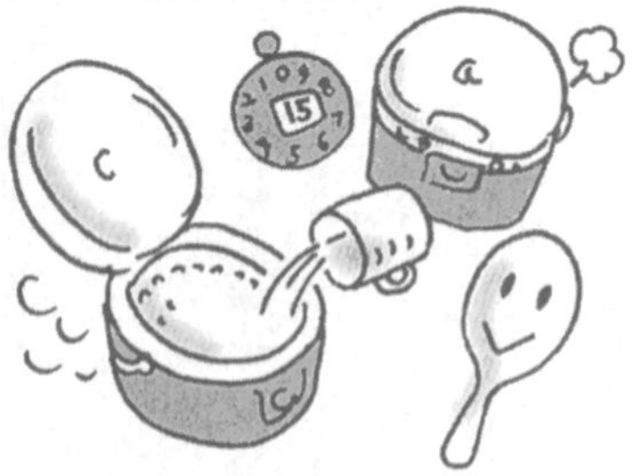

①煮糙米放 1.2 倍的水，浸泡 1 小時後再煮。
②煮好後燜 15 分鐘。

【糙米．胚芽米．白米營養素的比較（100 g）】

成分 種類	熱量	鉀	鐵	鎂	鋅	維生素E	維生素 B_1	膳食纖維	
								水溶性	非水溶性
糙米	350 Kcal	2.1 mg	230 mg	110 mg	1.8 mg	1.3 mg	0.41 mg	0.7 mg	2.3 mg
胚芽米	354 Kcal	0.9 mg	140 mg	51 mg	1.6 mg	1.0 mg	0.23 mg	0.3 g	1.0 g
白米	356 Kca	0.8 mg	88 mg	23 mg	1.4 mg	0.2 mg	0.08 mg	—	0.5 g

胚芽米兼具糙米和白米的優點

胚芽米是用特殊製法，去除糙米的外皮，只剩下胚芽與白米的部分。

胚芽米的優點是味道和白米一樣，但還含有豐富的維生素與礦物質。

【吃法】不必洗，直接加水煮

水會使胚芽米的營養流失，因此不必洗，加水直接煮。水為胚芽米的一．二倍，浸泡在水中一～二個小時再煮。

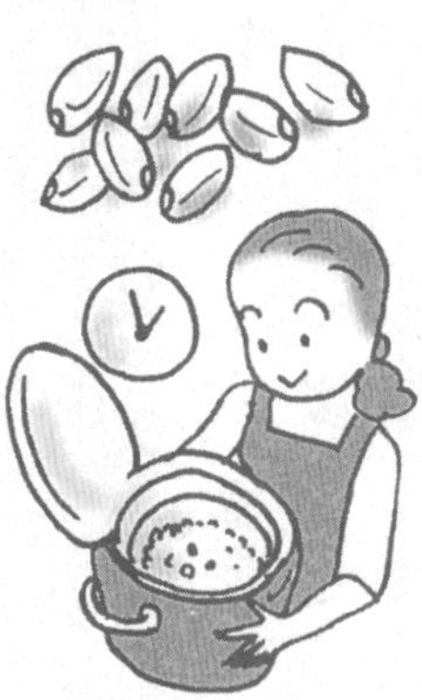

胚芽具有降血壓及血糖值的效果

糙米的胚芽含有大量的胺基酸「γ酪胺酸」。γ酪胺酸能夠降低血壓、血糖值、血清膽固醇值及三酸甘油脂值，以及預防腦的動脈硬化。

吃糙米或胚芽米攝取γ酪胺酸，可浸泡在溫水中二～三小時，使γ酪胺酸的量增加約十倍，就更有效了。

【健康食品情報】

市售的發芽糙米很方便

市售的發芽糙米，含有大量γ酪胺酸。混合白米一起煮，非常方便，味道甘甜又好吃。

4 食物篇 薏仁

具有良好的新陳代謝作用，抑制血糖值上升，效果相當於糙米

實驗證明 薏仁具有降血糖效果

薏仁是營養價值很高的穀物，具有滋養強壯的效果。薏仁的營養均衡。從這點來看，正是適合糖尿病患者的食物。

薏仁還含有醣類和脂質代謝所需的維生素B_1、B_2及非水溶性膳食纖維，所以能有效的預防肥胖及糖尿病。實驗研究，高血糖鼠注射薏仁浸出物，血糖值顯著下降，相信對於利用人體的臨床試用研究是值得期待的。薏仁的胺基酸組成極佳，能使新陳代謝旺盛，這對於代謝不良的糖尿病患者而言是非常好的效果。此外，其所含的微量脂質是不飽和脂肪酸，具有減少血中膽固醇的效果。

【薏仁的主要營養素】

（100 g）

熱量		360 kcal
蛋白質		13.3 g
脂質		1.3 g
鎂		12 mg
鋅		0.4 mg
維生素 B_1		0.02 mg
維生素 B_2		0.05 mg
菸鹼酸		0.5 mg
膳食纖維	水溶性	0 g
	非水溶性	0.6 g

【薏仁的效用】

- ●降血糖值
- ●消除肥胖
- ●減少膽固醇或三酸甘油脂
- ●預防便秘
- ●去除水腫
- ●美肌效果

【吃法】加入糙米一起煮或泡茶

糙米中混入一～二成的薏仁一起煮。

將帶殼的薏仁碾碎，炒過之後做成香氣四溢的薏仁茶。

建議食譜

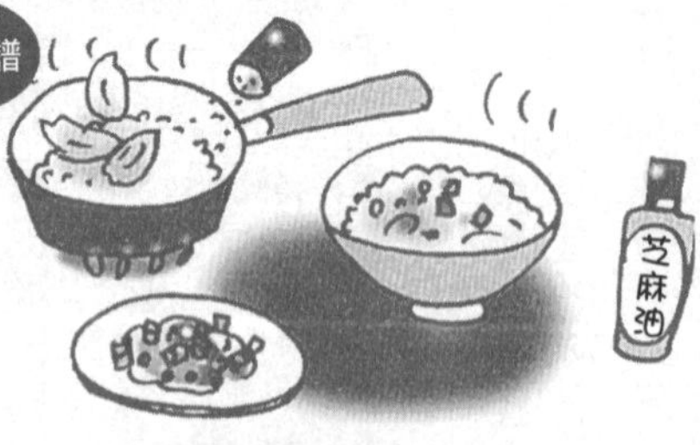

中式薏仁粥

①薏仁浸泡在 6 倍的水中 1 個小時，再用小火煮 1 個小時。

②然後加入雞肉及少許鹽煮熟，再加入蔥花、松子、芝麻、醬油、芝麻、醬油、芝麻油即可。

5 食物篇 大麥

含有白米所沒有的豐富維生素B群，能夠有效防止肥胖，是糖尿病飲食治療的好食材

一直以來都是糖尿病飲食治療的好物

一直以來，大麥飯就是糖尿病飲食療法所使用的食材之一。

大麥營養均衡，含有水溶性、非水溶性膳食纖維，其中水溶性膳食纖維能夠減緩食物在消化管的吸收，抑制血糖值快速上升。

含有豐富的維他命B_1，能使體內葡萄糖當成熱量消耗掉，具有降血糖值的作用。

大麥和白米混合煮成的麥飯，吃的時候一定要充分咀嚼，才能防止吃得太快或太多，預防肥胖。

此外，非溶性的食物纖維能夠幫助腸的作用，預防便秘或大腸癌。

【大麥的主要營養】（100 g）

熱量		34 kcal
蛋白質		10.9 g
鎂		46 g
鋅		1.4 mg
維生素 B_1		0.06 mg
維生素 B_2		0.04 mg
菸鹼酸		1.6 mg
膳食纖維	水溶性	6.3 g
	非水溶性	4.0 g

【大麥的效用】

- 降血糖值
- 消除肥胖
- 改善便秘
- 美肌效果
- 預防腳氣病

【吃法】與白米混合

白米中加入兩成大麥混合，用電子鍋煮。大麥吸水性極高，不必先浸泡，在煮之前直接加入糙米，要多加五%的水。

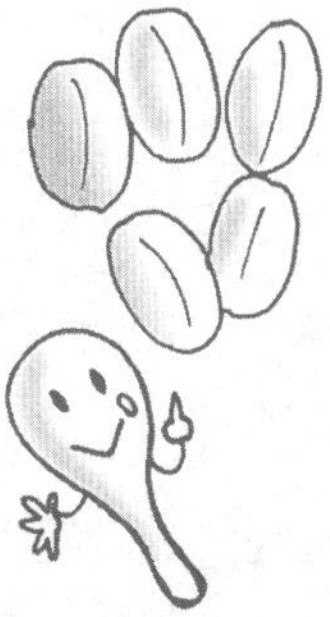

大麥中央部分含有很多維生素B和膳食纖維。

【健康食品情報】

市售強化麥片

大麥麥片在超級市場的食物區都有賣。其中有些經過營養強化，添加維生素B_1、B_2。糖尿病的患者可以使用這類麥片。

6 食物篇 全麥麵包

麩和胚芽所含的膳食纖維及維生素B_1、B_2等是降血糖值的關鍵

麥 麩和胚芽能夠抑制飯後血糖值上升

小麥含有豐富的膳食纖維、維生素B_1、B_2、E，這些營養幾乎都存在於外皮和胚芽的部分。

小麥精製的麵粉已經去除外皮或胚芽，因此要使用全粒粉（又稱全麥麵粉，保存外皮和胚芽）製成的麵包營養價更高。而麥麩中也含有膳食纖維和維生素類。

全麥粉的膳食纖維量超群，為了抑制飯後血糖值上升、節省胰島素，不要吃白麵包，請吃全麥麵包或全麥粉做成的黑麵包。

此外，市售的麥麩，也可以用來做麵包和煎餅、點心等。

【全麥麵包的主要營養價值】

（100 g）

熱量		264 kcal
蛋白質		8.4 g
鎂		4.0 g
鋅		1.3 mg
維生素 B_1		0.16 mg
維生素 B_2		0.06 mg
菸鹼酸		1.3 mg
膳食纖維	水溶性	2.0 g
	非水溶性	3.6 g

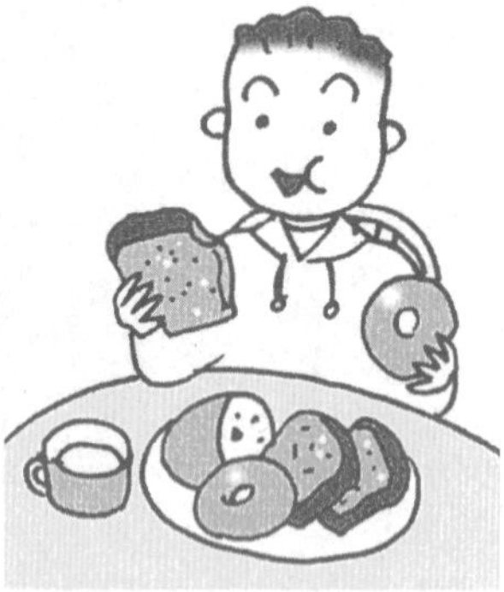

全麥麵包比較健康

建議食譜

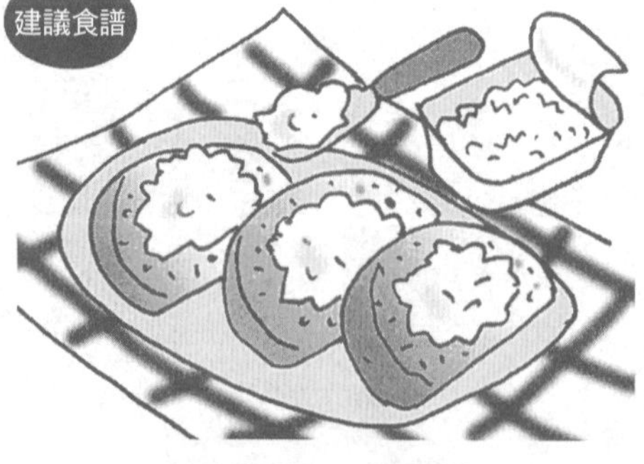

全麥麵包抹奶油起司

切成薄片的全麥麵包塗奶油起司

7 食物篇 蕎麥

含有芸香苷，可降血糖 豐富的水溶性膳食纖維

蕎麥含有豐富降血糖的營養素

蕎麥含有在醣類轉換為熱量時處理血液中葡萄糖的維生素B_1，以及延緩醣類在腸道吸收、抑制飯後血糖值上升的水溶性纖維。此外，也含有預防肥胖的非水溶性物纖維，以及改善胰島素作用的鎂和鋅等。

因為可以降血糖值，所以可以當成主食來使用。此外，蕎麥含有芸香苷，芸香苷可以保護微血管，預防動脈硬化及腦溢血，使胰臟功能旺盛，提高胰島素的分泌，抑制脂質的過氧化，避免對細胞造成損傷。

蕎麥還含有穀類容易缺乏的色胺酸、蘇胺酸、賴胺酸等必需胺基酸。蕎麥的胺基酸組成在穀類中是最理想的。

【吃法】蕎麥粉

比起生的蕎麥，蕎麥粉的非水溶性膳食纖維含量多了兩倍以上。可以簡單的做成蕎麥糕來吃。

最好使用純蕎麥粉。煮蕎麥，有效成分會溶出到湯汁裡，請喝蕎麥湯。

【生蕎麥的主要營養素】

（100 g）

熱量		274 kcal
蛋白質		9.8 g
鈣		18 g
鉀		160 g
鎂		65 mg
鋅		1.0 mg
維生素 B_1		0.19 mg
維生素 B_2		0.09 mg
膳食纖維	水溶性	1.0 g
	非水溶性	1.7 g

【蕎麥的效用】

- ●降血糖值
- ●使血壓穩定
- ●強化微血管
- ●預防動脈硬化
- ●預防腦溢血

建議食譜

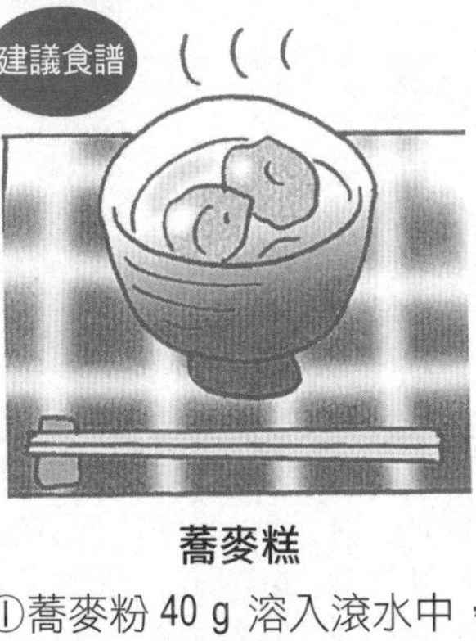

蕎麥糕

①蕎麥粉 40 g 溶入滾水中，混合後捏成團狀的丸子。

②沾醬汁吃。

8 食物篇 蒟蒻

包覆食物，防止飯後血糖值的上升與熱量攝取過多

蒟蒻的葡甘露聚醣能夠抑制飯後血糖值上升

蒟蒻二三％是水分，剩餘的則是膳食纖維和一些礦物質。膳食纖維是水溶性膳食纖維葡甘露聚醣，在成為蒟蒻原料的蒟蒻精粉中含量很多。

葡甘露聚醣在腸中溶解為黏稠狀，可包住一起吃的食物，延緩醣類的吸收，抑制血糖值的上升。此外，其熱量非常少，能夠消除造成胰島素效果不彰的肥胖問題。葡甘露聚醣會吸收胃的水分而膨脹，因此只要少量就吃飽了。此外，藉著飲食而攝取的脂肪，在腸與蒟蒻吸附在一起而被排泄掉，所以能夠減少攝取的熱量，防止肥胖。

【蒟蒻的主要營養素】

（精粉 100 g）

熱量		177 kcal
蛋白質		3 g
鐵		2.1 mg
鉀		3000 mg
鎂		70 mg
鋅		2.2 mg
膳食纖維	水溶性	73.3 g
	非水溶性	6.6 g

【蒟蒻的作用】

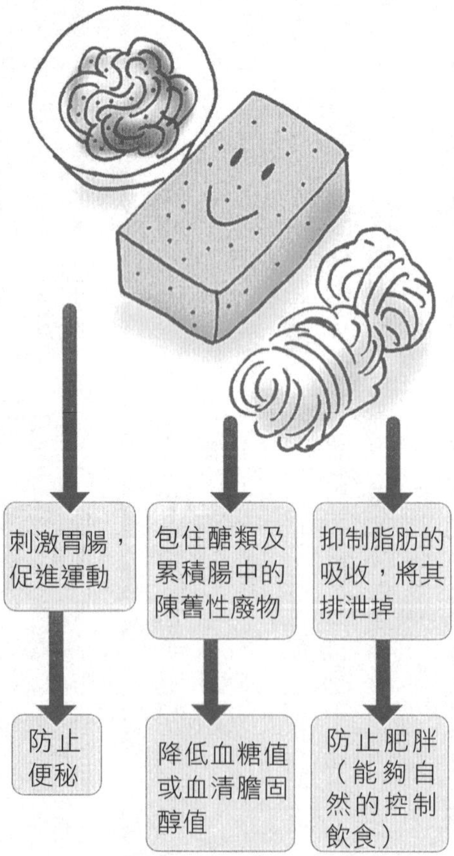
刺激胃腸，促進運動
防止便秘
包住醣類及累積腸中的陳舊性廢物
降低血糖值或血清膽固醇值
抑制脂肪的吸收，將其排泄掉
防止肥胖（能夠自然的控制飲食）

具有降低膽固醇或三酸甘油脂的作用

根據研究資料顯示，蒟蒻的膳食纖維能夠抑制血清膽固醇值的增加，抑制肝臟膽固醇的合成。

膽固醇在肝臟轉化為膽汁酸（提高脂肪消化吸收作用的分泌物）送到小腸，但九〇％以上會再吸收，再次製造成膽固醇。

蒟蒻的葡甘露聚醣在腸中吸附膽汁酸，可抑制膽汁酸被小腸再吸收，進而防止膽固醇升高。因此，最適合動脈硬化的糖尿病患者食用。

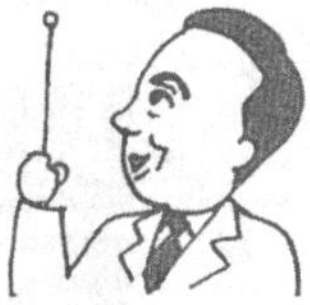

使腸道排便順暢 預防便秘

自古以來，蒟蒻就是「清腸」食物。

蒟蒻的葡甘露聚醣能使腸的蠕動功能旺盛，吸附腸內陳舊性廢物和有害物質，將其排泄掉。

能使排便順暢，因此，對於有便秘煩惱的人而言是非常好的食物。

此外，便秘會助長高血壓，高血糖的人血壓容易高，因此對於糖尿病患者而言也是很好的食物。

但是，痙攣性便秘的人，多吃蒟蒻會使便秘惡化，這點要注意。

【吃法】黑蒟蒻比白蒟蒻好

顏色黑的蒟蒻含有更多的膳食纖維。

煮蒟蒻前，用滾水燙過或撒鹽搓洗，去除凝固劑。

此外，也可以購買市售的蒟蒻粉。

建議食譜

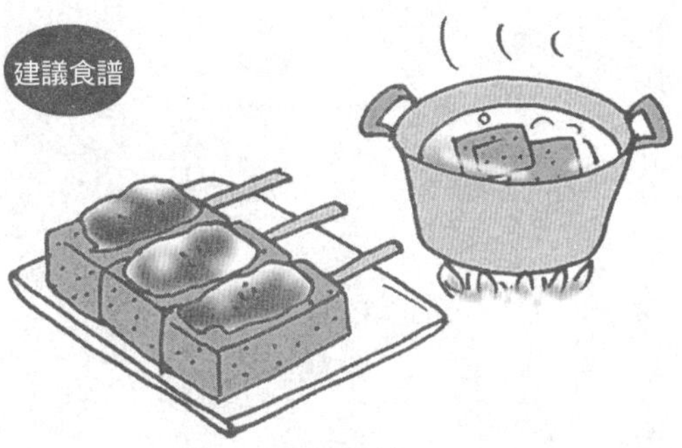

味噌串燒

蒟蒻切成短條狀煮過，混合料理米酒，塗上味噌

9 食物篇 山藥・芋頭

黏滑成分黏蛋白能夠延緩醣類的吸收

黏滑成分黏蛋白能夠抑制血糖值的上升

山藥或芋頭削皮時會產生黏滑的部分，這是一種多醣體（一種膳食纖維）黏蛋白。

黏蛋白在腸中會包住一起攝取的食物，減緩醣類的吸收。因此能夠抑制血糖值快速上升，節省胰島素。不僅如此，黏蛋白也能在小腸中吸附膽汁酸，將其排泄掉，降低血中膽固醇值。

黏蛋白也具有幫助肝臟與腎臟的作用。俗話說「吃黏滑蔬菜或芋頭，能夠增強精力」，指的就是黏蛋白有益健康。

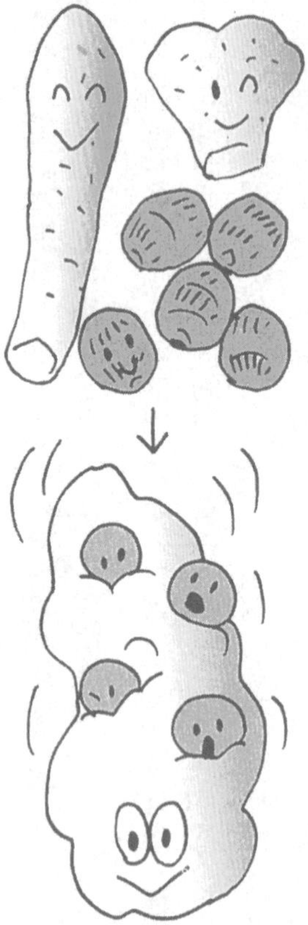

芋頭

熱量是蕃薯的二分之一，但不可多吃。

芋頭黏滑，是因為含有水溶性膳食纖維黏蛋白及半乳聚醣。半乳聚醣具有降血壓及血中膽固醇值的作用。此外，也含有豐富的降血糖值的維生素B_1、鎂及鋅等。

【芋頭的主要營養素】
（100 g）

熱量		58 kcal
鎂		19 mg
鋅		0.3 mg
維生素 B_1		0.07 mg
維生素 C		6 mg
膳食纖維	水溶性	0.8 g
	非水溶性	1.5 g

山藥

山藥有普通山藥和日本山藥等各種類。

中醫將山藥用來治療糖尿病，尤其對於持續出現高血糖、體力較弱的人有效。

山藥含有黏蛋白以及代謝血液中葡萄糖的維生素B_1、製造胰島素的材料鎂及鋅等。

此外，也含有消化酶、澱粉酶。

「大麥飯」和「山藥汁」是絕配，和山藥一起攝取，可彌補大麥不易消化的缺點。

山藥汁作法：山藥洗淨去皮後，磨成泥狀。將事先備妥的等量高湯放涼後，分次拌入即完成。

【吃法】生吃比較好

黏蛋白在六十度時會喪失效力，因此不要加熱。磨成泥狀或切絲來吃比較好。

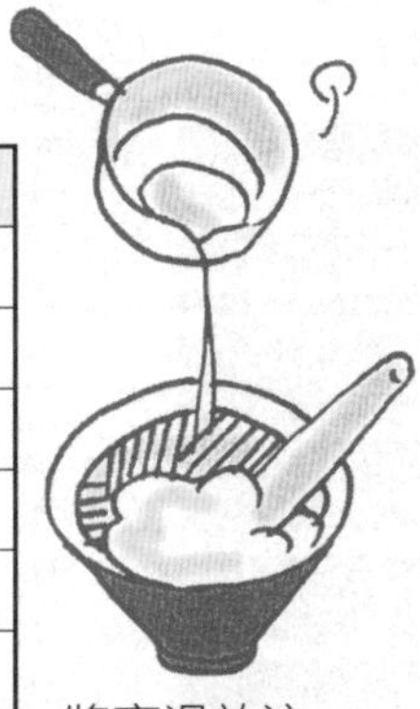

將高湯放涼，再與山藥泥混合

【山藥的主要營養素】

（100 g）

		普通山藥	日本山藥
熱量		65 kcal	123 kcal
鎂		17 mg	28 mg
鋅		0.3 mg	0.6 mg
維生素 B_1		0.10 mg	0.13 mg
維生素 C		6 mg	5 mg
膳食纖維	水溶性	0.3 g	0.7 g
	非水溶性	0.8 g	1.8 g

【吃法】不要過度去除黏滑

市售削皮的芋頭大多是經過藥品處理，所以最好選擇連皮帶泥的芋頭。削皮後用鹽水洗，但為了避免損害黏蛋白，不要過度清洗。

建議食譜

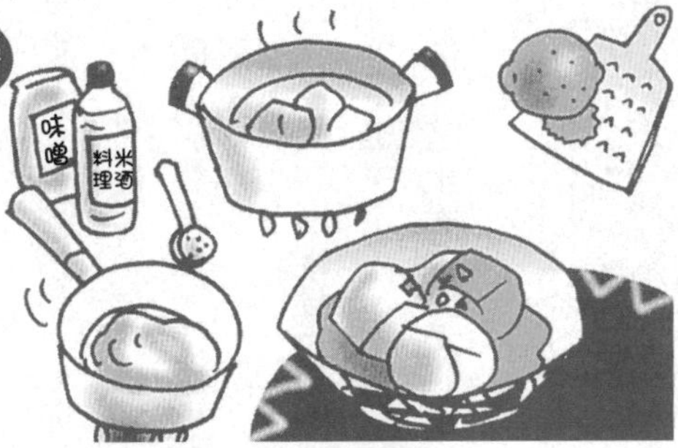

芋頭淋香橙味噌醬

①芋頭去皮煮熱。
②砂糖、味噌、料理米酒混合煮滾。
③添上擦碎的香橙皮，淋在①上。

10 食物篇 蓮藕

《本草綱目》稱蓮藕為「靈根」，是具有降血糖值效果的健康食品

食物纖維、維生素B_1、鞣酸能降低血糖值

最近在美國的健康食品店，蓮藕和牛蒡成為備受注目的食物。

蓮藕含有多醣體黏蛋白，所以切口會有絲狀物出現。黏蛋白能夠減緩醣類的吸收。

蓮藕含有豐富的膳食纖維（水溶性及非水溶性），所以不只能夠降低血糖值，同時能夠降低血中膽固醇值和三酸甘油脂值，消除肥胖。

此外，還含有醣類代謝所需的豐富維生素B_1及屬於多酚種類之一的鞣酸。

多酚是抗氧化物質之一，可去除會影響身體、使血液黏稠的自由基。

蓮藕也含有能和檸檬相匹敵的大量維生素C，能夠預防感冒或發炎，防止脂質的過氧化等。

蓮藕的主要營養素】

（生的100 g）

熱量		66 kcal
鐵		0.6 mg
維生素B_1		0.01 mg
維生素B_2		0.01 mg
菸鹼酸		0.4 mg
維他命C		55 mg
膳食纖維	水溶性	0.2 g
	非水溶性	1.8 g

【蓮藕的效用】

- 降低血糖值
- 減少膽固醇或三酸甘油脂
- 預防肥胖
- 預防動脈硬化
- 預防發炎
- 防止脂質的過氧化

建議食譜

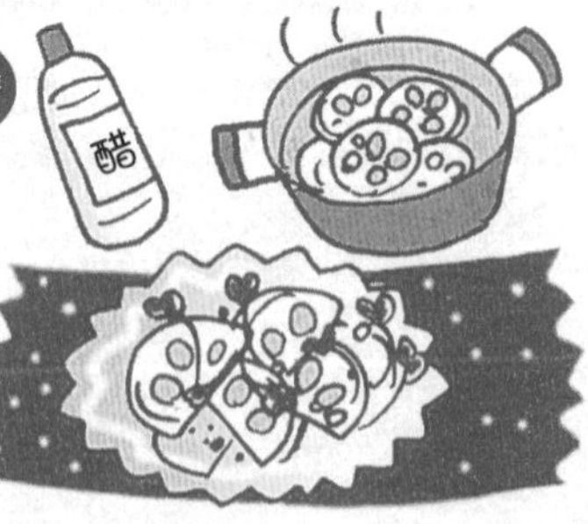

蓮藕沙拉

①蓮藕切成薄片，加上醋，用滾水煮過。

②芝麻醬、美乃滋、醬油、七味辣椒粉混合，與①調拌，加上蘿蔔絲。

11 食物篇 牛蒡

含有豐富的抑制醣類吸收的膳食纖維，以及成為胰島素材料的鎂和鋅等

含有豐富的降血糖值的水溶性膳食纖維及鞣酸、礦物質

牛蒡中的水溶性、非水溶性膳食纖維含量各半。

水溶性膳食纖維可在腸中抑制醣類的吸收，抑制飯後血糖值上升。纖維素或木素等非水溶性膳食纖維在腸中吸收水分，使得排便順暢，同時促進腸內雙歧乳桿菌的生長，也使得維生素的合成旺盛。最近發現木素能夠抑制癌細胞的發生。此外，牛蒡也含有具降血糖值作用的鞣酸，以及成為胰島素材料的鎂、鋅等。鋅和免疫機能有關，缺乏時容易感冒。糖尿病患者一旦感冒發高燒，就無法控制血糖，所以最好使用牛蒡。

【吃法】盡量不削皮

牛蒡皮別具風味，含有膳食纖維，只要用刷子刷洗一下即可。

【牛蒡的主要營養素】

（100 g）

熱量		65 kcal
鈣質		46 mg
鎂		54 mg
鐵		0.7 mg
鋅		0.8 mg
菸鹼酸		0.4 mg
膳食纖維	水溶性	2.3 g
	非水溶性	3.4 g

【牛蒡的效用】

- 降低血糖值
- 使胰島素功能順暢
- 減少膽固醇或三酸甘油脂
- 預防便秘
- 預防癌症
- 預防肥胖

建議食譜

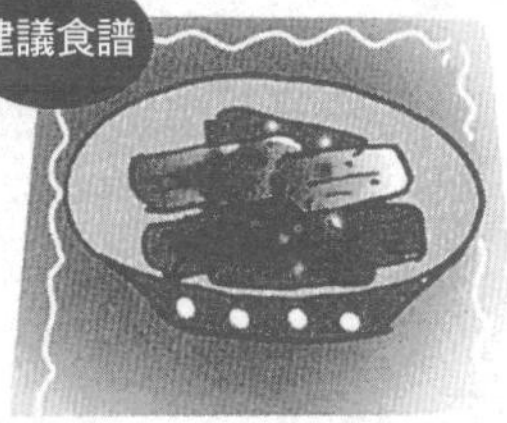

芝麻醋拌牛蒡

①牛蒡切成能夠放入鍋中的長度，加入醋，用滾水煮。

②將①用菜刀拍破，切成3 cm長度。

③將芝麻醬、醋、醬油、高湯混合後，淋在牛蒡上。

12 食物篇

秋葵・埃及皇宮菜

改善胰島素，可抑制飯後血糖值

含有大量降低血糖值的營養素的黏滑蔬菜

黃綠色蔬菜秋葵和埃及皇宮菜，在切的時候會產生黏滑成分。

這個黏滑成分是由黏蛋白及果膠、半乳聚醣等多醣體（一種水溶性膳食纖維）構成的。

因此，能夠在腸中包住醣類，抑制醣類的吸收，抑制飯後血糖值上升。此外，秋葵和埃及皇宮菜，也含有使胰島素功能順暢的鎂及製造胰島素的材料鋅等。

另外還含有富的維生素 B_1、B_2、菸鹼酸等，能使醣類或脂質有效的轉換為熱量。

【秋葵與埃及皇宮菜的主要營養素】（100 g）

		秋葵	埃及皇宮菜
熱量		30 kcal	38 kcal
胡蘿蔔素		670 μg	1000 μg
鎂		51 mg	46 mg
鋅		0.6 mg	0.6 mg
維生素 B_2		0.09 mg	0.18 mg
維生素 C		0.09 mg	0.42 mg
維生素 B_1		11 mg	65 mg
膳食纖維	水溶性	1.4 g	1.3 g
	非水溶性	3.6 g	4.6 g

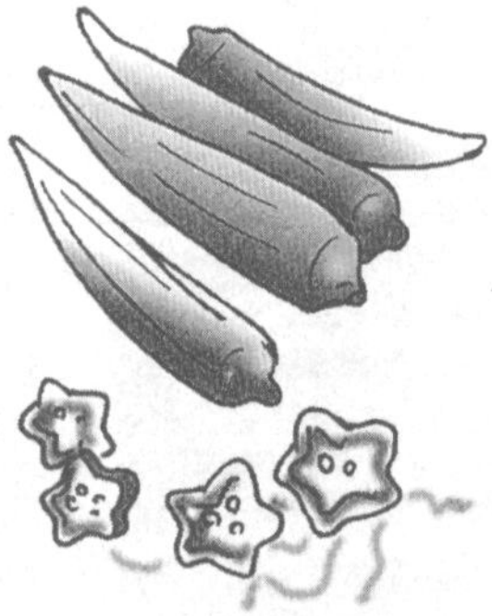

黏滑成分的黏蛋白能夠抑制醣類的吸收，將其排泄掉。

秋葵

秋葵含有各種維生素，具有消除疲勞、防止老化的效果。

此外，還有預防脂質氧化的β胡蘿蔔素，以及促進鈉排泄使血壓穩定的鉀等。

黏滑成分之一果膠，能夠促進腸的蠕動運動，消除便秘。

【秋葵的作用】

- ●降血糖值
- ●減少膽固醇或三酸甘油脂
- ●使血壓穩定
- ●消除便秘
- ●預防肥胖
- ●消除疲勞

埃及皇宮菜

埃及皇宮菜的名字來自阿拉伯文，意思是「國王的食物」。

埃及皇宮菜含有各種營養素，堪稱是「奇蹟的蔬菜」。

其中值得注意的營養素就是胡蘿蔔素。因為胡蘿蔔素能夠防止在體內作惡的自由基之害，因此嶄露頭角。一旦缺乏胡蘿蔔素，血管容易有膽固醇沈積，所以是適合容易引起動脈硬化的糖尿病患者吃的食物。

同時含有能夠使血壓穩定、強化微血管的芸香苷。而且一百克中只含熱量三十八大卡，所以是可以預防現代文明病的珍貴食物。

【吃法】為了發揮黏滑成分的作用，生吃比較好

一旦加熱，黏蛋白會失去效力，因此盡量生吃。此外，黏蛋白會促進蛋白質的分解，因此要和肉、魚、大豆等一起吃。

【埃及皇宮菜的效用】

- 降血糖值
- 減少膽固醇或三酸甘油脂
- 使血壓穩定
- 強化毛細血管
- 預防動脈硬化
- 增強身體的免疫力

建議食譜

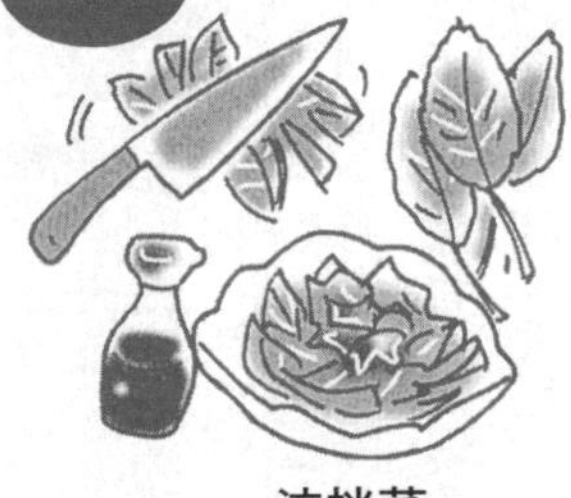

涼拌菜

①埃及皇宮菜去除硬的莖，切段。

②用醬油調味，可撒上柴魚片。

【吃法】與埃及皇宮菜相同

秋葵要選擇表面長很多細毛、新鮮的。

加熱後黏蛋白會失去效力，因此盡可能生吃。加熱，用滾水略燙一下，盡快撈起瀝乾水分。泡在水中，會使水溶性的維生素流失。

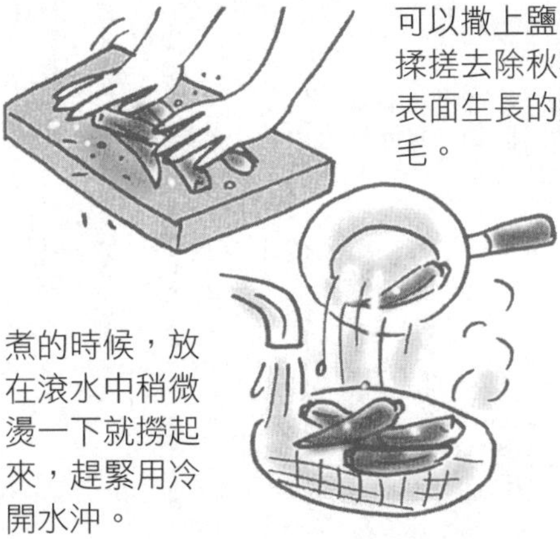

可以撒上鹽，揉搓去除秋葵表面生長的細毛。

煮的時候，放在滾水中稍微燙一下就撈起來，趕緊用冷開水沖。

13 食物篇 蘆薈

歷史悠久的民間藥王蘆薈，能降血糖值，同時具有使遭到破壞的細胞再生的作用

具有類似胰島素的作用 能夠降低血糖值

以前蘆薈有「不需要醫生」之稱，食用蘆薈皮或膠狀葉肉，可以降低血糖值。

已故的日本藤田保健衛生大學的藤田啓介教授的實驗發現，將蘆薈成分投與糖尿病鼠，則不僅是第2型糖尿病鼠，就連先天上無法製造出胰島素的第1型糖尿病鼠的血糖值也下降了。

蘆薈具有類似胰島素的作用，能夠讓血液中的葡萄糖進入細胞。正常鼠的血糖值會立即下降。但蘆薈食用量不可過量，以免腹痛、腹瀉等，甚至會有中毒現象，因此務必向醫師詢問再使用。

蘆薈能夠使胰臟β細胞再生

蘆薈具有抑制製造胰島素的胰臟β細胞遭到破壞的作用，同時也能使其再生。

根據藤田教授的實驗，投與老鼠破壞β細胞的藥物之後再吃蘆薈，則能夠抑制β細胞的損傷或是僅有輕度損傷而已。

此外，β細胞遭到破壞的老鼠，吃蘆薈一百天以後，幾乎所有老鼠的胰島β細胞都能夠再生。

【蘆薈造成的血糖值變化】

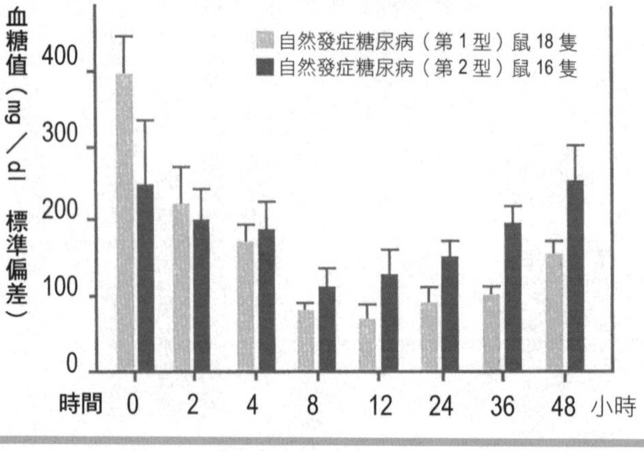

【蘆薈的效用】

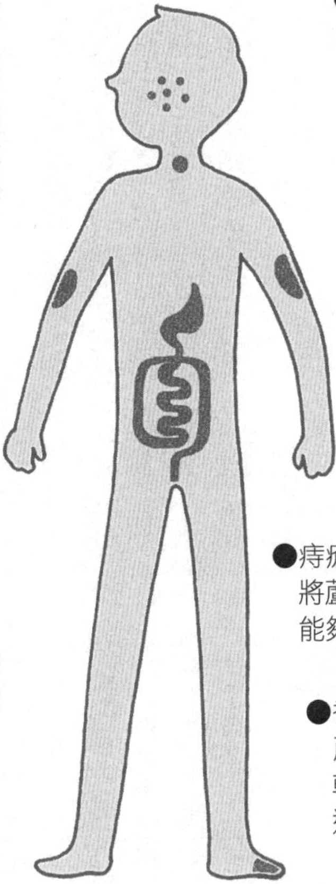

●撞傷、扭傷、肩膀痠痛，可將磨成泥狀的蘆薈用水稀釋，塗在紗布上，然後貼於患部，這是濕部療法。

●抑制大腸菌

●便秘
蘆薈的主要成分蘆薈素能刺激大腸，促進胃液分泌

●燙傷、割傷
蘆薈所含蘆薈酊的殺菌作用能夠中和毒素

●防癌

●面皰
磨成泥狀的蘆薈用水稀釋為2倍，用棉花沾蘆薈泥拍打於患部

●擊退感冒病毒

●胃潰瘍
促進胃蛋白酶的分泌

●改善糖尿病、肝病

●痔瘡
將蘆薈泥塗抹於肛門部位，能夠抑制痔瘡的發炎症狀

●香港腳
蘆薈泥塗抹於患部，乾燥後再塗抹，重複進行數次

【吃法】一定要去皮、少量

適量的吃法是，磨成泥狀之後一天吃二～四大匙。大量吃會造成問題，一定要注意。

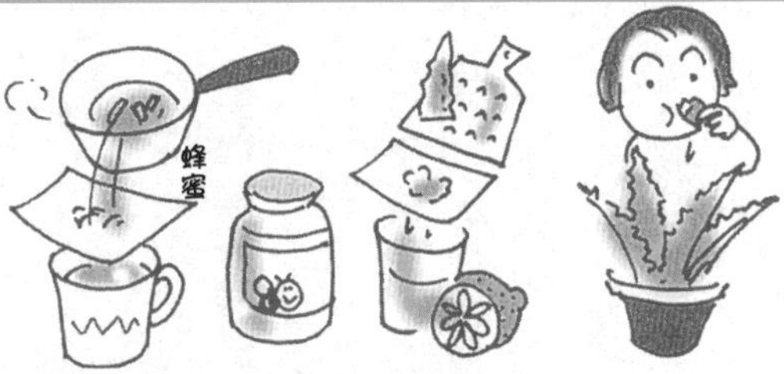

生吃——將蘆薈切下來，用菜刀切除刺，去皮切成2 cm寬，直接吃。

磨成泥狀——去皮磨成泥，用紗布過濾，就可以食用。此外，也可以用水調拌或加入蜂蜜或檸檬。

蘆薈茶——將葉子去皮切成5 cm寬，加水煮滾，轉小火再煮20～30分鐘，煮到水減為一半即關火。待湯汁冷卻，用紗布過濾後即可飲用。

14 食物篇 洋蔥

提高胰島素作用，降低血糖

洋蔥氣味的來源 能夠降低血糖值

洋蔥與蔥、蒜都屬百合科蔥屬植物。蔥屬的植物具有降血糖的功效，其中洋蔥的降血糖作用尤為超群。

切洋蔥會產生特有的氣味撲鼻而來，這個刺激臭味就是環蒜胺酸或異蒜胺酸等物質的硫化合物所造成的。這些氣味分子具有降血糖作用。

胰島素具有讓血液中的葡萄糖，進入細胞之門，具有鑰匙的作用。而洋蔥氣味的來源，正能提高胰島素的作用，有效讓葡萄糖進入細胞。

【洋蔥的主要營養素】（100 g）

熱量		37 kcal
鎂		9 mg
鋅		0.2 mg
維生素 B_1		0.03 mg
維生素 B_2		0.01 mg
菸鹼酸		0.1 mg
膳食纖維	水溶性	0.6 g
	非水溶性	1.0 g

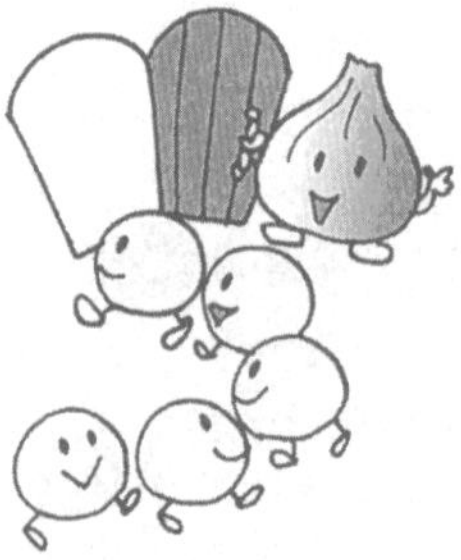

洋蔥能夠幫助胰島素，使血液的葡萄糖進入細胞

能夠防止可怕的糖尿病併發症

日本文京第一醫院的齋藤嘉美院長，讓十一名患者每天服用藥物時，一併食用乾燥的洋蔥錠劑二十顆（換算成生洋蔥約為四十公克），然後觀察二十四週的血糖值（空腹時、飯後）及HbA1c的數值變化。

結果，大約八成的人血糖值及HbA1c下降。HbA1c下降，代表併發症的機率也下降。

洋蔥不只能夠降血糖值，同時能夠預防糖尿病可怕的併發症。

血糖值不會突然下降，不會造成低血糖

洋蔥對於正常血糖值，沒有特別作用，只對異常的高血糖發揮作用。因此不會引起低血糖的問題，也不用擔心副作用。

所以，不僅是糖尿病患者，就算沒有得糖尿病或高血糖，可以多吃洋蔥來保養。

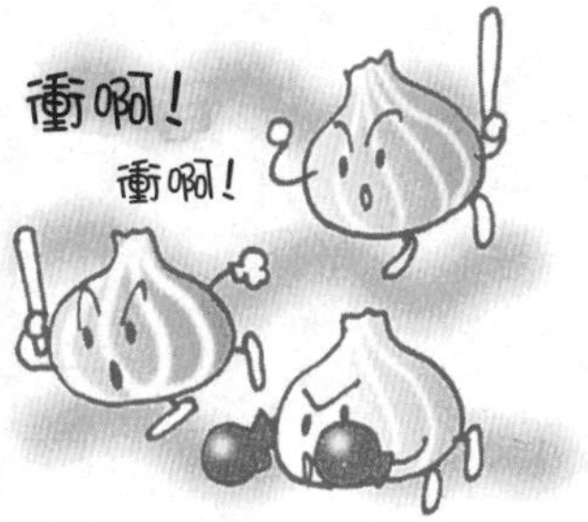

預防高血壓、高血脂症、動脈硬化

洋蔥的異蒜胺酸，能夠減少膽固醇和三酸甘油脂，同時具有讓血液不易凝固的作用。預防動脈硬化、缺血性心臟病等。

此外，洋蔥含有調節血壓的前列腺素類似物質。

【洋蔥的效用】

- ●使胰島素的功能順暢
- ●防止糖尿病併發症
- ●減少胰島素和三酸甘油脂
- ●降低血壓
- ●防止血液凝固
- ●預防動脈硬化

【吃法】一天吃五十公克（四分之一顆）就有效

經過許多研究人員的洋蔥實驗，確認一天吃五十公克的洋蔥，具有藥用效果。

洋蔥的辣味很強，含有很多硫化合物，能夠提高胰島素的作用，因此購買時請選擇新鮮的洋蔥。

由於硫化合物加熱不會受到破壞，所以可以炒、煮來吃。

【健康食品情報】

●濃縮洋蔥萃取劑

覺得每天都要準備洋蔥很麻煩，則可以使用健康食品，購買濃縮萃取劑（乾燥的錠劑型），一天五公克為適量標準。

15 食物篇 蒜

蒜的氣味強烈，促進葡萄糖有效燃燒

提高新陳代謝，促進葡萄糖轉換為熱量

在西方，民間自古以來就將蒜當作糖尿病藥。

在剁蒜或拍蒜時會產生強烈的氣味。

這個氣味是由硫化合物蒜素製造出來的。蒜素則是由蒜胺酸（與洋蔥的催淚物質異蒜胺酸是同種物質）製造出來的。

這個氣味能夠保護蒜免於害蟲侵襲球根，同時也具有強大的殺菌作用。

蒜素在腸道能夠將水溶性的維生素B_1轉換成脂溶性，使得迴腸可以吸收維生素B_1，提高體內的蒜素吸收率。B_1可以促進醣類的熱量代謝作用，有效的處理血液中多餘的葡萄糖。

此外，蒜素也促進葡萄糖在肝臟代謝的作用，以及刺激胰臟促進胰島素分泌。

【蒜的主要營養素】

（1個＝14 g）

熱量		18.8 kcal
鎂		3.5 mg
鋅		0.1 mg
維生素 B_1		0.03 mg
維生素 B_2		0.01 mg
菸鹼酸		0.1 mg
膳食纖維	水溶性	0.5 g
膳食纖維	非水溶性	0.3 g

【吃法】一天一瓣（約五公克）

蒜的有效成分具有揮發性，如果加熱或暴露在空氣中，就會自然消失。如果擺放一段時間，功效也會減弱，所以要購買新鮮的大蒜，一週要吃完。

剁碎或磨成泥狀的蒜，生吃比較有效，但不可以吃太多。

吃太多生蒜，不僅是害菌，連腸中的益菌都會被殺死。

由於大蒜氣味強烈，有些人無法忍受吃蒜，所以可以嘗試「蒜萃取劑」。雖然有效成分較少，但還是有效果。

防止高血脂症、動脈硬化、心臟病

蒜能夠減少人體膽固醇量，增加膽汁酸的排泄量，降低血液中的膽固醇。

根據印度的調查，經常吃洋蔥和蒜的人，與不吃的人相比，血液中的膽固醇值明顯降低。

此外，蒜的硫化合物能夠控制前列腺素的作用，使血小板凝集或控制血管收縮與擴張，可預防可能導致心肌梗塞的高血壓或血栓，另外，也可以有效的防止糖尿病的併發症。

【蒜與洋蔥的攝取量，對血中膽固醇值的影響】

1 週攝取洋蔥 600 g 以上，蒜 50 g 以下。	159 mg/dl
1 週洋蔥 200 g 以上，蒜 10 g 以下。	172 mg/dl
洋蔥 0 g，蒜 0 g	207 mg/dl

（根據印度塞納尼博士的調查）

【蒜的效用】

- 降低血糖值
- 降血壓
- 預防血栓
- 減少膽固醇和三酸甘油脂
- 改善肥胖
- 具有殺菌作用

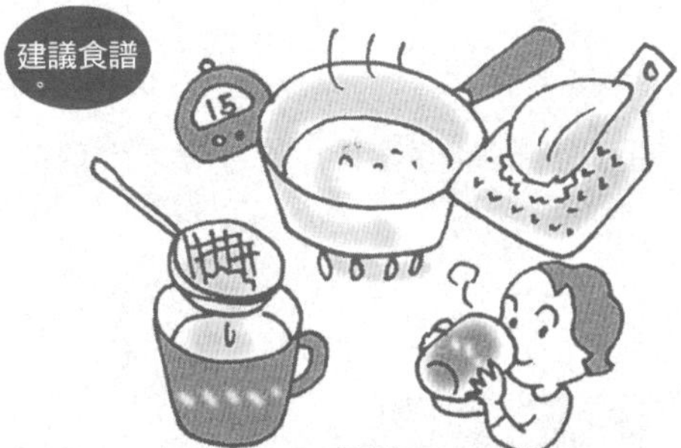

蒜汁

①將蒜磨成泥狀。
②放入鍋子煮 15 分鐘。
③將煮汁過濾，冷卻後飲用。

●如何消除大蒜的臭味？

蒜素與蛋白質或葉綠素結合，氣味會減弱，因此要消除強烈氣味，可以同時攝取牛奶或黃綠色蔬菜。

綠茶也具有消除大蒜臭味的效果。

16 食物篇 蔥

提高維生素B_1吸收，使糖代謝為熱量，有效燃燒體脂肪、降低血糖值

此外，硫化丙烯能夠提高維生素B_1的吸收，促進醣類代謝成為熱量，因此有助於消耗血液中過剩葡萄糖，降低血糖值。

蔥 氣味分子能降低血糖值

蔥（青蔥、白蔥）與蒜、洋蔥一樣，都是屬於百合科蔥屬的植物。

蔥的獨特氣味，是來自於揮發性物質的硫化丙烯。吃蔥的時候身體會溫暖，就是因為硫化丙烯刺激交感神經而使體溫上升的緣故。

體溫上升就能使堆積在體內的脂肪燃燒，也能使熱量生產旺盛。

藉由這個作用，能夠改善肥胖，使降低胰島素作用的內臟脂肪因減少，提高胰島素的效果。

【蔥的降血糖作用】

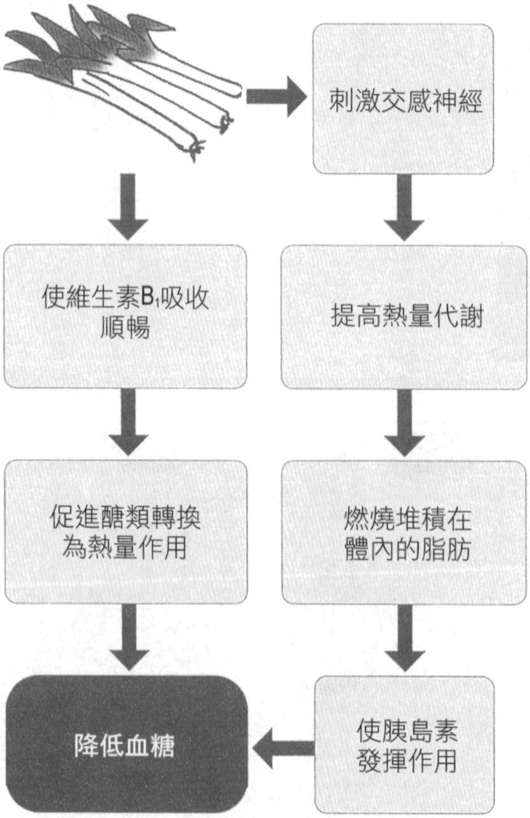

預防感冒，消除疲勞

蔥的硫化丙烯，能夠促進血液循環，消除疲勞。「蔥油」是指蔥白部分所含的成分，具有強烈的殺菌力，能夠擊退感冒病毒。傳統療法認為「感冒可用蔥治療」，理由就在於此。

感冒發高燒，血糖值會上升，所以糖尿病患者平時要注意預防感冒。

此外，蔥的硫化丙烯能夠分解來自乙醇的毒素——乙醛，所以具有解酒作用。

下酒菜裡，常有蔥出現，原因就在於此。

青蔥、白蔥，如何選擇？

在日本，關東人所說的蔥是指白蔥，關西則指青蔥。台灣的蔥主要也是青蔥。

青蔥的胡蘿蔔素和維生素C的含量在白蔥之上，但硫化丙烯則以白蔥較多。

【蔥的主要營養素】

（100 g）

		白蔥（根深蔥）	青蔥（葉蔥）
胡蘿蔔素		14 μg	1900 μg
維生素 C		11 mg	31 mg
鎂		11 mg	18 mg
鈣		31 mg	54 mg
鐵		0.2 mg	0.7 mg
膳食纖維	水溶性	0.2 g	2.0 g
	非水溶性	0.4 g	2.5 g

【吃法】適合提味

蔥的氣味分子具有揮發性，所以如果煮太久或泡在水中，效力會減弱。

像豆腐、納豆、蕎麥、泥鰍、豬肉、鴨肉等，維生素B_1較多的食物，吃的時候都可以搭配蔥，這是因為能夠提高維生素B_1的吸收。

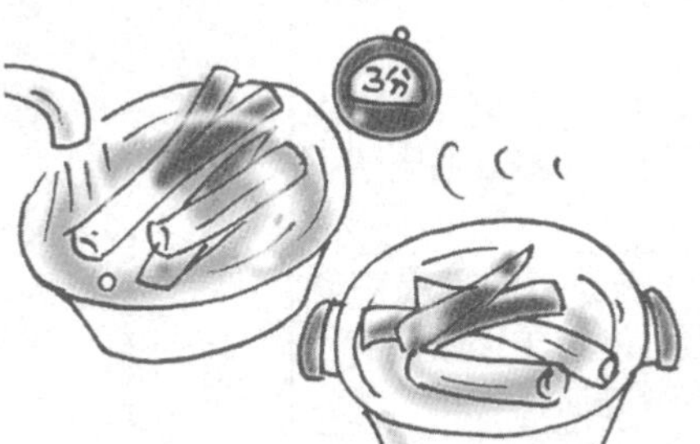

●蔥泡在水中不要超過 2 分鐘，切好要立即吃。

●煮的時候切成長段，快速略為加熱即可。

17 食物篇 大豆

又稱為「田裡的肉」，能促進胰臟運作，胰島素分泌，使醣類代謝順暢

大豆可預防現代文明病 是營養物質的寶庫

日本有諺語說「晚上吃三顆大豆」，就是因為知道大豆對身體有好處。大豆又稱黃豆，含有豐富蛋白質，最近還發現大豆具有降血壓、血糖、膽固醇、三酸甘油脂的作用。大豆含有能夠抑制胰蛋白酶的作用，因此可以抑制蛋白質的分解，相當於胰蛋白酶抑制劑。

當胰蛋白酶抑制劑產生作用，會促進胰臟製造胰蛋白酶，也會促進胰臟分泌胰島素，因此能夠降低血糖值。

經過加熱，大豆的作用會下降，但是仍然具有效果，所以可加熱再吃。

【大豆所含的成分與效用】

大豆蛋白	大豆蛋白被人體消化之後，可以抑制升血壓的酵素作用，使血壓下降。
鉀	與鈉平衡，調節體內水量，使血壓穩定。
維生素 B_1、B_2	維生素 B_1 作用於醣類代謝，B_2 作用於脂質代謝，兩者都是不可或缺的，具有降血糖值的效果。
維生素 E	能防止脂質過氧化，預防動脈硬化、老化。
亞油酸	預防高膽固醇血症、動脈硬化、高血壓、糖尿病等。
卵磷脂	製造細胞膜，與脂肪融合，使多餘的脂肪乳化排泄掉，是腦的神經傳遞物——乙醯膽鹼的材料。
異黃酮	與女性荷爾蒙（雌激素）具有同樣的作用，能夠降低膽固醇值或三酸甘油脂值，使血壓穩定。
皂角苷	煮大豆時產生的泡沫，含有許多皂角苷（皂素），味道苦澀，能夠防止脂質的過氧化，改善高血脂症或高血糖。
膳食纖維	含有降低血糖值或膽固醇值的水溶性膳食纖維，還有預防便秘的非水溶性膳食纖維。

大豆含有許多營養成份可幫助降低血糖

水溶性膳食纖維，在消化系統能夠延緩醣類的吸收，抑制血糖值快速上升。

此外，還含有豐富的維生素B_1，能夠使得醣類成為熱量燃燒，不讓多餘的葡萄糖堆積在體內。大豆所含的皂角苷、金雀異黃苷、卵磷脂，能減少血液中的脂肪，具有使血液乾淨的效果。

【煮大豆與黃豆粉的主要營養素比較】

（100 g）

		大豆（水煮）	黃豆粉（全粒大豆）
熱量		140 kcal	437 kcal
蛋白質		12.9 mg	35.5 mg
鎂		55 mg	240 mg
鋅		1.8 mg	9.2 mg
維生素 B_1		0.01 mg	0.76 mg
維生素 B_2		0.02 mg	0.25 mg
膳食纖維	水溶性	0.4 g	1.9 g
	非水溶性	6.4 g	15.0 g

※關於煮大豆的營養素請參見次頁

【大豆降血糖值的 3 大成分】

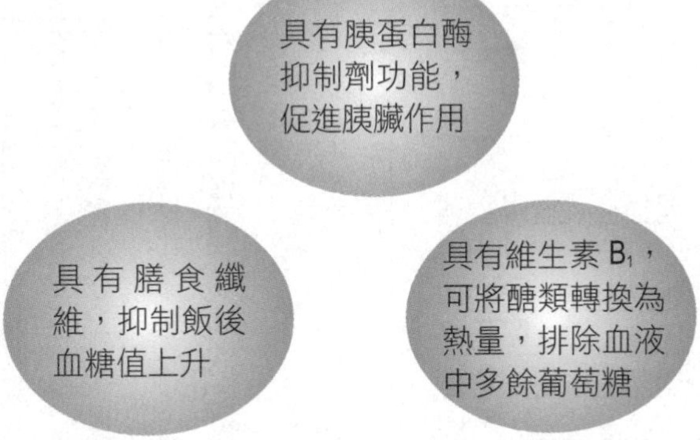
具有胰蛋白酶抑制劑功能，促進胰臟作用
具有膳食纖維，抑制飯後血糖值上升
具有維生素B_1，可將醣類轉換為熱量，排除血液中多餘葡萄糖

【吃法】每天都要攝取大豆製品

將肉類攝取量減半，更換為大豆製品。但生的大豆含有毒素，所以不能吃。

豆腐、凍豆腐、納豆、油豆腐皮、油豆腐、豆渣、豆皮、黃豆粉等，都是大豆製品的同類。

但是要注意大豆含有較多普林，若尿酸值較高有痛風傾向，不可吃太多大豆。

罹患痛風、高尿酸血症的人，可以選擇普林含量較少的豆腐或豆漿。

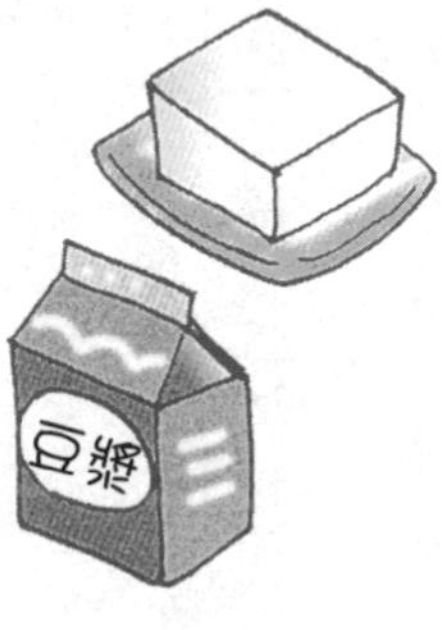
豆漿

18 食物篇 納豆

發酵作用使維生素B_2含量更豐富 獨特的黏液可淨化血液

降血糖維生素B_2含量是大豆的兩倍

「納豆」是將煮熟的大豆加入納豆菌發酵製作而成。

納豆不僅含有大豆原有的養分，同時維生素B_2、維生素K、納豆激酶等，都會因為發酵而增加，也產生大豆所沒有的成分。

納豆中的維生素B_2含量比大豆多，能夠將堆積的脂肪有效的轉換為熱量，改善胰島素的作用。

此外，納豆的黏液能在腸道與醣類結合，防止醣類被腸道吸收，能夠抑制飯後血糖值上升。

納豆的黏液，也就是牽絲的部分，具有溶解血栓的強大功效，可預防動脈硬化。

納豆裡面的酵素，命名為「納豆激酶」，成為一種血栓症治療藥物。

納豆一百克與人體尿激酶分泌量，具有相同的作用，可說是食療的代表食品。

【煮大豆與納豆的營養素比較】

（100 g）

		煮大豆	納豆
熱量		180 kcal	200 kcal
蛋白質		16.0 g	16.5 g
鎂		110 mg	100 mg
鋅		2.0 mg	1.9 mg
維生素B_1		0.22 mg	0.07 mg
維生素B_2		0.09 mg	0.56 mg
膳食纖維	水溶性	0.9 g	2.3 g
	非水溶性	6.1 g	4.4 g

【吃法】和蔥一起吃，效果更好

加入切碎的蔥，能夠提高納豆裡面維生素B_1的吸收。

納豆激酶的作用時間為八小時，由於血栓容易在半夜二～三點產生，因此晚餐不妨吃納豆。

但是要注意，服用血液凝固抑制劑（Warfarin），又吃納豆，納豆的維生素K可能會降低藥效，因此服用這種藥物，最好少吃納豆。

19 食物篇

豆渣

膳食纖維含量最豐富的大豆製品

豆渣的有效成分

豆渣是在大豆製造豆腐過程，榨乾豆漿以後剩下的殘渣。豆渣的蛋白質含量為五％，脂質為四％。

豆渣含有豐富的非水溶性膳食纖維，這是豆腐所沒有的。

非水溶性膳食纖維無法被消化，停留在消化道的時間比較久，能夠得到飽脹感，最適合做為減肥餐。既然瘦下來了，就能節省胰島素，而且能夠消除便秘，防止高血壓惡化。

豆渣也含有醣類、脂質代謝不可或缺的維生素B_1、B_2及鋅，以及強健骨骼的鈣等。豆渣是可以用來預防現代文明病的食物，原本是製作豆腐以後丟棄，現在已成為新的健康食品。

【豆渣的主要營養素】
（新製法／100 g）

熱量		111 kcal
蛋白質		6.1 g
鈣		81 mg
鎂		40 mg
鋅		0.6 mg
維生素B_1		0.11 mg
維生素B_2		0.03 mg
膳食纖維	水溶性	0.4 g
	非水溶性	11.1 g

【豆渣的效用】

- ●降血糖
- ●降血壓
- ●防止便秘
- ●預防大腸癌
- ●預防骨質疏鬆症

建議食譜

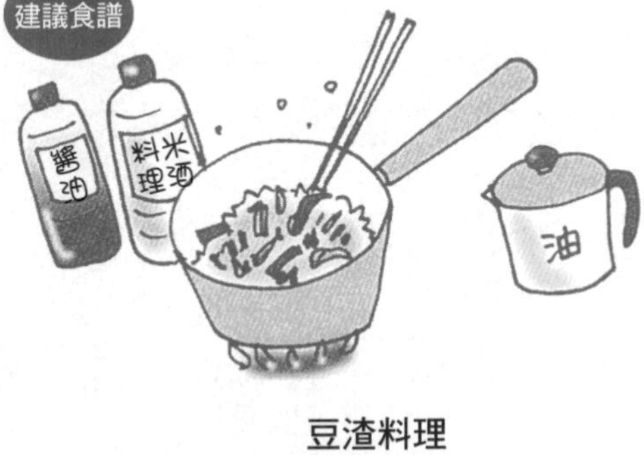

豆渣料理

①豆渣、海帶絲、胡蘿蔔絲、香菇，一起用油炒。
②加入醬油、料理米酒調味，加一點高湯煮開即可。

20 食物篇 羌活

抑制飯後血糖上升，防止併發症，傳統療法的一味藥

自古以來糖尿病 傳統療法會使用羌活

羌活的根、皮藥效，自古以來即知，在中國、韓國、日本經常用來治療糖尿病、腎臟病、胃腸病和關節炎等。

現在經由科學證明，確知羌活具有治療糖尿病的效果。

【羌活的主要營養素】

（100 g）

熱量		27 kcal
鎂		33 mg
鋅		0.8 mg
胡蘿蔔素		570 μg
維生素 B_1		0.15 mg
維生素 B_2		0.2 mg
維生素 C		7 mg
膳食纖維	水溶性	1.1 g
	非水溶性	3.1 g

降血糖值 可用赤蘚醇

日本京都藥科大學的吉川雅之教授等人，發現羌活的樹皮、根皮、葉，含有皂角苷，能夠抑制腸道的醣類吸收，具有降血糖作用。

從羌活的皂角苷可以抽取活性成分，發現了能夠強烈抑制糖吸收的成分赤蘚醇。現在認為赤蘚醇是羌活降血糖值作用的主角。

【羌活成分赤蘚醇的降血糖值作用】

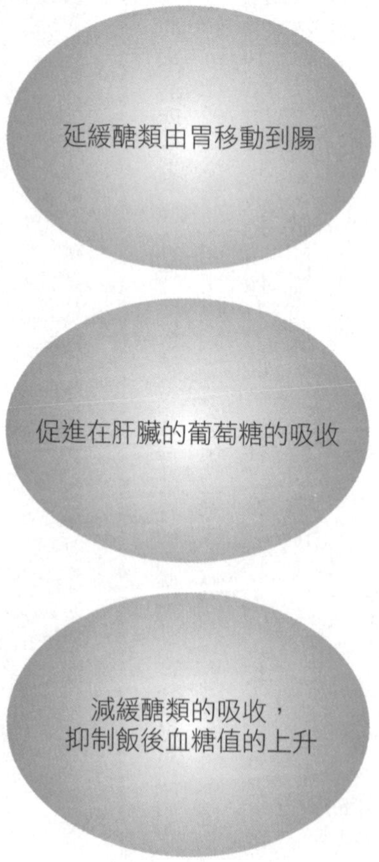
延緩醣類由胃移動到腸
促進在肝臟的葡萄糖的吸收
減緩醣類的吸收，
抑制飯後血糖值的上升

羌活能夠降血糖值，防止糖尿病的併發症

日本杏林大學的柳澤厚生教授，對糖尿病患者進行測試，發現羌活具有以下的效果。

①降低空腹血糖值

平均空腹血糖值為一六〇mg／dl的患者二十五人，攝取赤蘚醇一個月之後，平均下降為一四〇mg／dl，半年後又下降為一三〇mg／dl。

②抑制血紅蛋白糖化，防止糖尿病的併發症

測量糖尿病併發症危險度的HbA1c數值，在開始實驗時為八．四%，半年後平均值降低為七．七%。HbA1c的評價依醫師的不同而多少有些不同，不過如果在八%以上，則被視為「控制不良血糖」。

③使飯後血糖值上升緩慢

飯前五分鐘攝取羌活的赤蘚醇，可抑制飯後血糖值快速上升。

【利用赤蘚醇使血糖值下降的患者例】

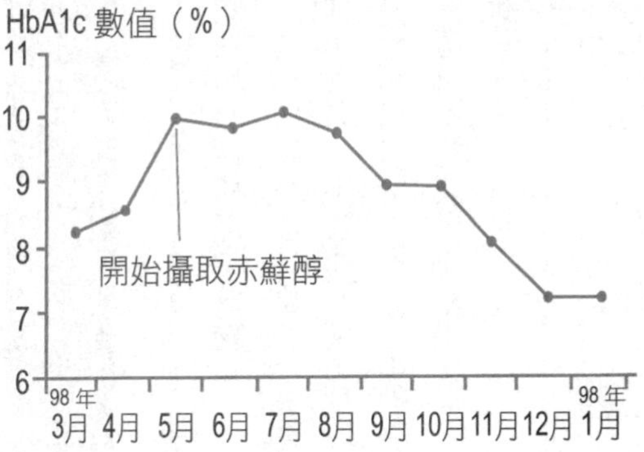

（資料：日本杏林大學柳澤厚生教授）

【吃法】非當令的羌活也可以攝取

羌活有「山菜之王」之稱，是風味豐富的食物。

春天時的羌活含有許多有效成分，可以多吃一點。

春天以外的季節，可利用羌活茶或輔助食物。

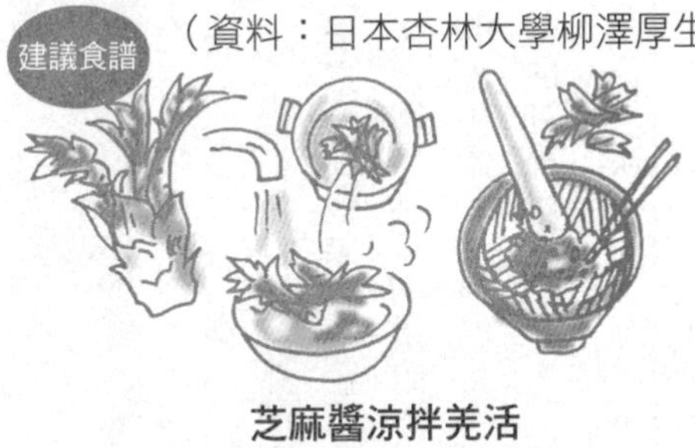

芝麻醬涼拌羌活

①羌活用放入鹽的滾水煮過，泡在冷水中。
②黑芝麻磨碎，加入砂糖、醬油、酒、料理米酒、味噌，調成芝麻醬。
③將①切成易吃的大小，用②涼拌。

21 食物篇 苦瓜

不僅能降血糖值，而且能夠增加胰臟細胞，幫助胰島素分泌

著名的糖尿病民間藥，具有防止併發症的效果

琉球料理的代表食材就是苦瓜。琉球人以長壽聞名，秘訣之一在於苦瓜，因為它含有很多對身體很好的成分。此外，自古以來苦瓜就被當成糖尿病的民間藥來利用。

苦瓜含有改善糖代謝的維生素B_1，以及抑制醣類吸收的豐富膳食纖維。不僅如此，苦瓜還可增加分泌胰島素的胰臟細胞，自然的幫助胰島素分泌。

苦瓜也含有能夠使血壓穩定的鉀。有糖尿病患者容易得高血壓，因此會誘發併發症。苦瓜是最適合使血糖和血壓穩定的食物。

其他的特徵成分就是胡蘿蔔素和維生素C。不管哪一種，都能夠擊退體內的自由基，防止動脈硬化，可有效的使得血液乾淨，降低血糖值。

維生素C是容易遭到破壞的營養素。高麗菜芯或花椰菜等煮過之後，維生素C的量會減半，但苦瓜的維生素C不會減少，所以能夠有效的補充維生素C。

【苦瓜的主要營養素】

（100 g）

		生	用油炒過
熱量		17 kcal	53 kcal
胡蘿蔔素		210 μg	230 μg
鈣		14 mg	14 mg
鉀		260 mg	260 mg
鎂		14 mg	15 mg
鋅		0.2 mg	0.2 mg
維生素 B_1		0.05 mg	0.05 mg
維生素 B_2		0.07 mg	0.08 mg
維生素 C		120 mg	110 mg
菸鹼酸		0.3 mg	0.3 mg
膳食纖維	水溶性	0.5 g	0.5 g
	非水溶性	2.1 g	2.3 g

【吃法】傳統的調理法最好

這是地方特有的食物，模仿鄉土料理的作法才是健康的吃法。

在琉球，一盤苦瓜什錦料理大約使用一百公克的苦瓜。代表料理苦瓜炒什錦，是苦瓜、豬肉、蛋、豆腐一起用油炒的健康菜。

苦瓜和油組合，能使胡蘿蔔素量增加，同時提高在體內的吸收率。胡蘿蔔素在生的狀態下只能吸收一〇%，煮過之後大約為二〇～三〇%，而用油炒則可吸收六〇～七〇%。

不僅是用油炒，也可以做成沙拉。

切成薄片的苦瓜用放入鹽的滾水略燙，燙成青綠色時撈起，撒上柴魚片和醬油一起吃。

此外，苦瓜茶非常方便，值得一試。

服用降壓利尿劑的人容易缺乏鉀，不妨多吃苦瓜。

【維生素C流失量的比較】

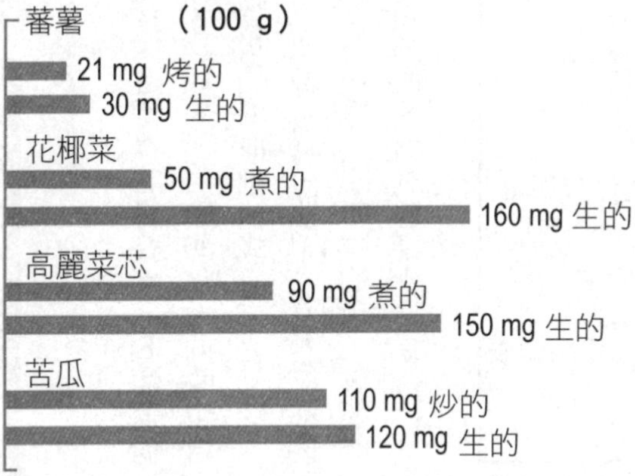

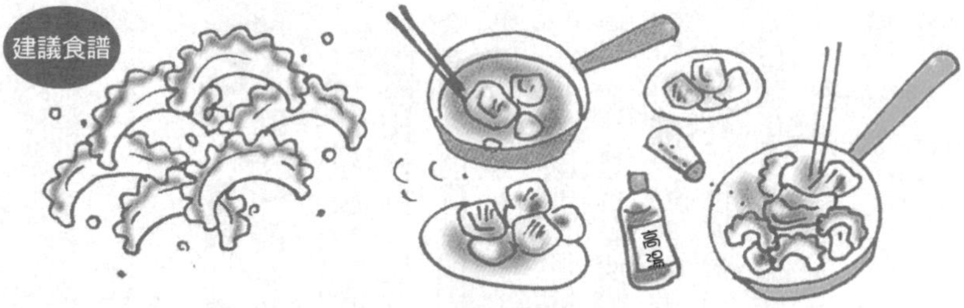

苦瓜炒什錦

①苦瓜對半縱剖，去除籽和蒂，切成薄片，略微撒上鹽。
②鍋中熱油，將豆腐切塊後放入，炸成金黃色撈出。
③加入油炒豬肉，然後再炒苦瓜。將②倒回，放入高湯料和鹽。
④將打散的蛋汁倒入③中，迅速拌好即可盛盤。

22 食物篇 海鮮類

使血液乾淨的海鮮類能有效處理血糖，同時富含使胰島素功能正常化的成分

使胰島素的功能恢復正常

海鮮類能夠使血液乾淨，預防血栓，同時能夠減少膽固醇、三酸甘油脂，防止動脈硬化，使頭腦功能順暢，預防痴呆。含有很多可使血管保持青春的營養素（EPA、DHA、牛磺酸），同時也含有豐富的降血糖值成分。

血糖值較高的人容易動脈硬化，但是每天吃新鮮的魚，就能夠預防高血糖與動脈硬化。

【海鮮類所含使血液清爽的成分】

EPA・DHA 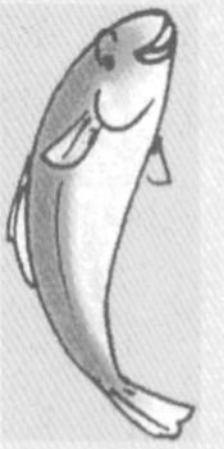	減少膽固醇或三酸甘油脂 防止動脈硬化 預防血栓 預防痴呆
牛磺酸 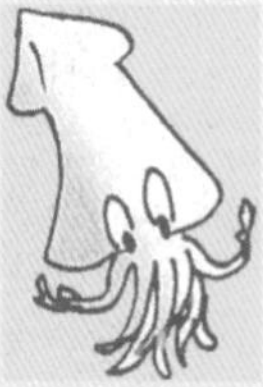	改善肝臟功能 保持血壓正常 促進胰島素分泌 減少膽固醇
維生素 B_1	使脂質代謝順暢
維生素 B_2	
鋅	使胰島素功能恢復正常
鉻	

花枝、章魚、貝類的牛磺酸有效

以前花枝、章魚、貝類被認為膽固醇比較多，最近發現這些食物含有很多能降低膽固醇的谷甾醇及牛磺酸。

牛磺酸能使肝臟膽汁酸分泌順暢。膽汁酸具有使膽固醇排泄的作用，可減少體內的膽固醇。

此外，也能增加抗氧化物質，可以強化身體的機能，防止老化。

熱量比較低，是適合糖尿病人的食物。

牡蠣

●含有豐富的鋅，能夠使胰島素的功能恢復正常

牡蠣有「海中牛奶」之稱，含有豐富的鈣質。不僅如此，也含有大量的鋅，能使胰島素的功能恢復正常。

牡蠣的黏滑，是因為含有能使肝臟功能順暢運作以及保持血壓正常的牛磺酸。

牡蠣所含的醣類，幾乎都是能夠有效轉換成熱量的糖原，還含有豐富的維生素B_1及B_2。

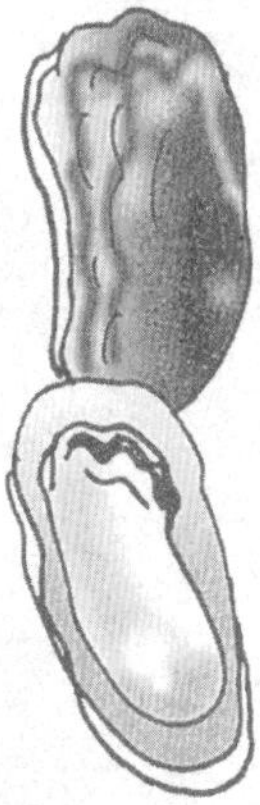

蜆

●含有預防糖尿病不可或缺的鉻

蜆含有大量的鉻，而鉻與胰島素的合成有密切的關係，能增加胰島素功能，幫助胰島素促進葡萄糖進入細胞內效率，為重要的血糖調節劑，對於預防糖尿病很重要。

此外，還含有優質蛋白質和維生素B_2、牛磺酸，以及使肝臟功能順暢的維生素B_{12}。

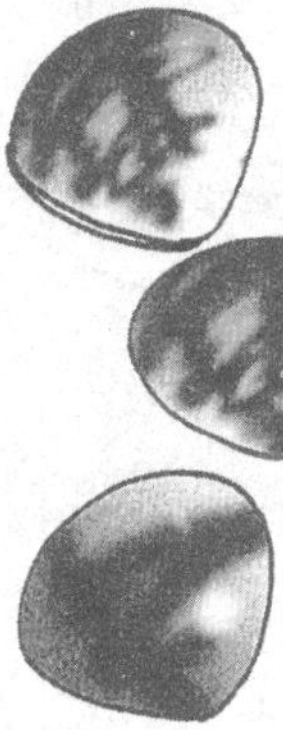

沙丁魚

●含有豐富的鋅、鉻

沙丁魚是鋅、鉻含量豐富的食物，也含有使血液乾淨的ＥＰＡ及ＤＨＡ。

沙丁魚乾的脂質氧化情況嚴重，所以最好攝取新鮮的沙丁魚。

鰻魚、海鰻

●含有豐富的維生素B_1、B_2

鰻魚、海鰻富含醣類或脂質當成熱量燃燒時所需的維生素B_1、B_2。

海鰻與鰻魚相比，熱量只有一半，適合限制飲食的人。

蒲燒鰻熱量較高，因此最好乾烤或做成醋漬魚。

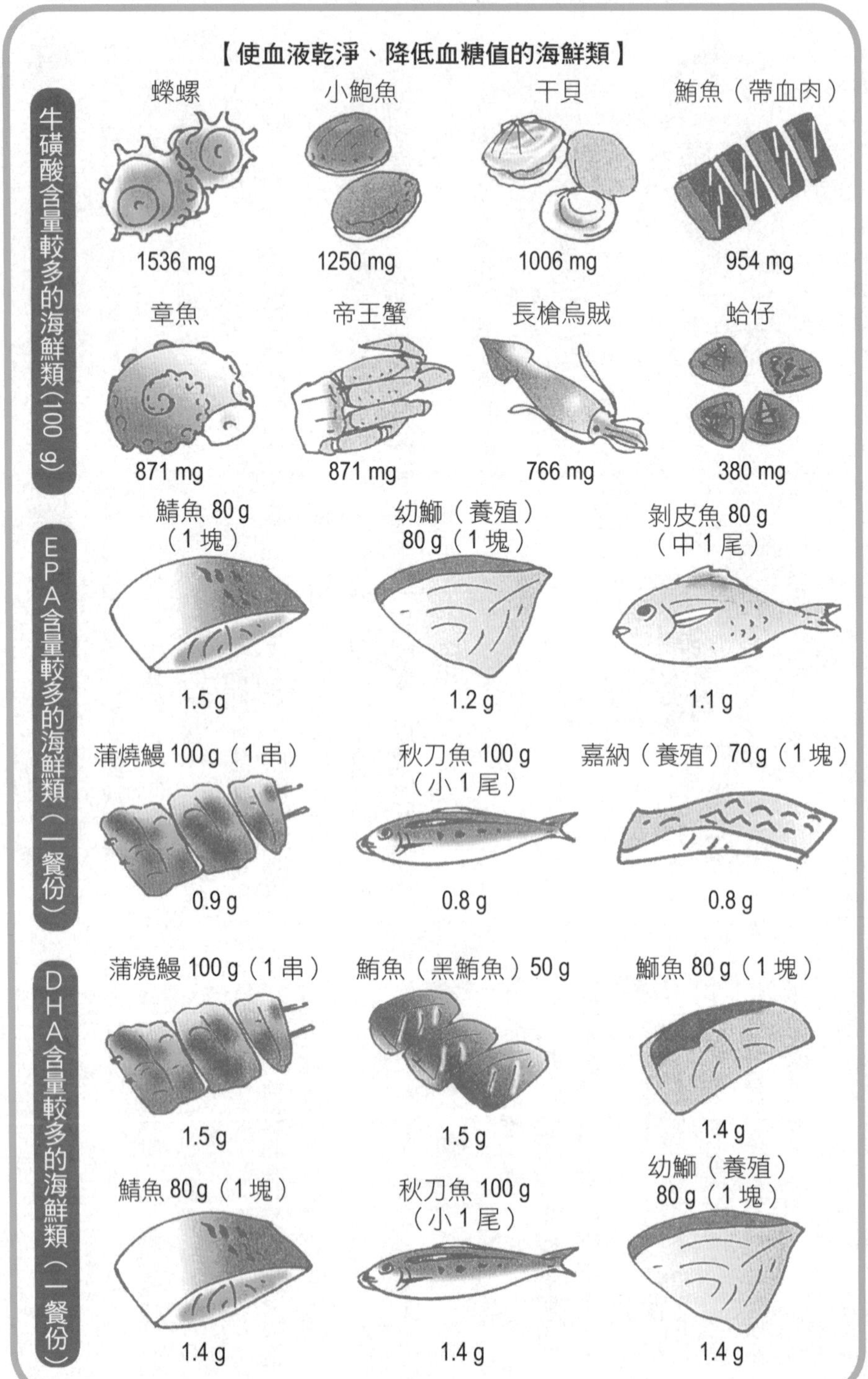
【使血液乾淨、降低血糖值的海鮮類】
牛磺酸含量較多的海鮮類(100 g)
蠑螺
1536 mg
小鮑魚
1250 mg
干貝
1006 mg
鮪魚（帶血肉）
954 mg
章魚
871 mg
帝王蟹
871 mg
長槍烏賊
766 mg
蛤仔
380 mg
EPA含量較多的海鮮類（一餐份）
鯖魚 80 g（1 塊）
1.5 g
幼鰤（養殖）80 g（1 塊）
1.2 g
剝皮魚 80 g（中 1 尾）
1.1 g
蒲燒鰻 100 g（1 串）
0.9 g
秋刀魚 100 g（小 1 尾）
0.8 g
嘉納（養殖）70 g（1 塊）
0.8 g
DHA含量較多的海鮮類（一餐份）
蒲燒鰻 100 g（1 串）
1.5 g
鮪魚（黑鮪魚）50 g
1.5 g
鰤魚 80 g（1 塊）
1.4 g
鯖魚 80 g（1 塊）
1.4 g
秋刀魚 100 g（小 1 尾）
1.4 g
幼鰤（養殖）80 g（1 塊）
1.4 g

23 食物篇 梅子

檸檬酸的作用可以燃燒醣類，改善胰島素的作用

使醣類有效燃燒、降低血糖值的檸檬酸

「梅絕三毒」、「梅可逃過當日之難」等日本俗諺，說明梅子是以前的人健康生活不可或缺之物。

【梅子的作用】

- ●降低血糖值
- ●改善頭暈
- ●治療食物中毒
- ●治療酒醉
- ●改善肝病
- ●提高腎功能，促進新陳代謝
- ●消除疲勞
- ●建議食譜
- ●梅子精

尤其梅子是具有消除疲勞效果的食物。因為梅子所含的檸檬酸、蘋果酸、酒石酸等有機酸，能使累積在肌肉的疲勞物質——乳酸成為二氧化碳和尿素排出體外。

這些有機酸能夠促進新陳代謝，使得醣類有效燃燒，所以能夠降低血糖值。此外，梅子也含有具降血糖值作用的鋅和鎂等。

血糖值較高的人，值得嘗試這種食物。

【吃法】請選低鹽梅

醃鹹梅要先去除鹽分再吃，可以減少鹽分攝取量。

【健康食品情報】可利用梅精

容易疲勞的糖尿病患者，使用梅精非常方便，在家裡就可以製做。

建議食譜

自製梅精

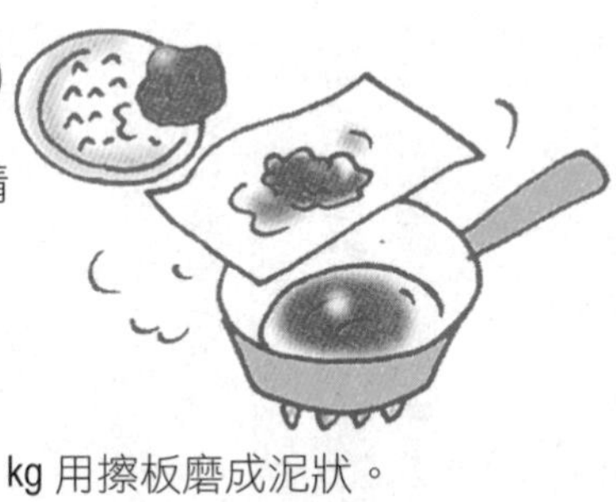

①梅子 1 kg 用擦板磨成泥狀。
②用紗布過濾。
③開小火煮汁。一邊撈除澀液，一邊慢慢的煮，煮到黏稠即可（擦板或鍋子最好選擇陶器或琺瑯等耐酸器具）。

24 食物篇 醋

能夠中和因為攝取動物性食物或壓力而偏酸性的身體，使醣類處理順暢

使醣類無法累積，使身體平衡保持中性

人體若能維持在既非酸性也非鹼性的中性狀態最好。

但是攝取了酸性的穀類、肉類、點心等，身體會稍微偏向酸性。

身體偏向酸性，醣類無法有效的燃燒，在體內沒有用完的醣類殘存下來，使得身體倦怠。

梅子或醋等鹼性食物，能夠中和因為攝取動物性食物或壓力而酸性化的體液，使醣類或脂質容易燃燒。

醋具有減少膽固醇或三酸甘油脂的作用

醋能使脂質代謝旺盛，能夠抑制多餘的脂肪。將老鼠分為給予醋群與未給予醋群來比較，給予醋群的膽固醇和三酸甘油脂數值明顯降低。此外，醋也能夠防止成為動脈硬化原因的脂質的過氧化。

【吃法】蘋果醋飲料

雖有直接的飲用法，但運用於料理中，菜會變得更好吃。建議各位使用風靡美國的健康飲料的蘋果醋。

【醋的效用】

- ●降低血糖值
- ●改善肥胖
- ●預防動脈硬化
- ●減少膽固醇或三酸甘油脂
- ●降血壓
- ●消除疲勞

建議食譜

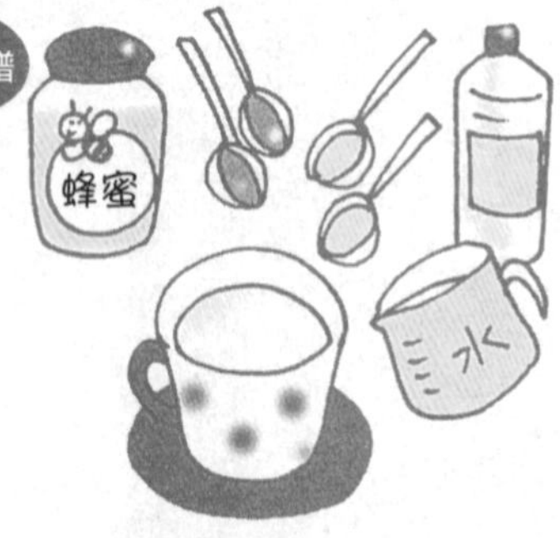

蘋果醋

蘋果醋、蜂蜜各2小匙混合，倒入150 ml的水即可。

醋的檸檬酸使血液乾淨

有糖尿病患者胰島素的功能不全，攝取的醣類無法順暢的燃燒。也就是無法充分轉換成熱量來使用，使得疲勞累積。當醣類的燃燒不順暢，取而代之的是貯存的脂肪會燃燒。但如果未和醣類一併燃燒，就無法順暢的燃燒。

醣類和脂質在持續不完全燃燒的狀態下，體內乳酸堆積，會成為疲勞的原因。為避免乳酸堆積，則如左邊圖表所示的檸檬酸循環一定要正常的進行，而可以幫助此循環的就是檸檬酸，也就是醋。

熱量能夠充分燃燒，氧的供給順暢進行，不僅能夠消除疲勞，也能使血液的流通順暢，保持健康。

事實上，根據資料顯示，醋能抑制血糖值的上升。

【檸檬酸循環】

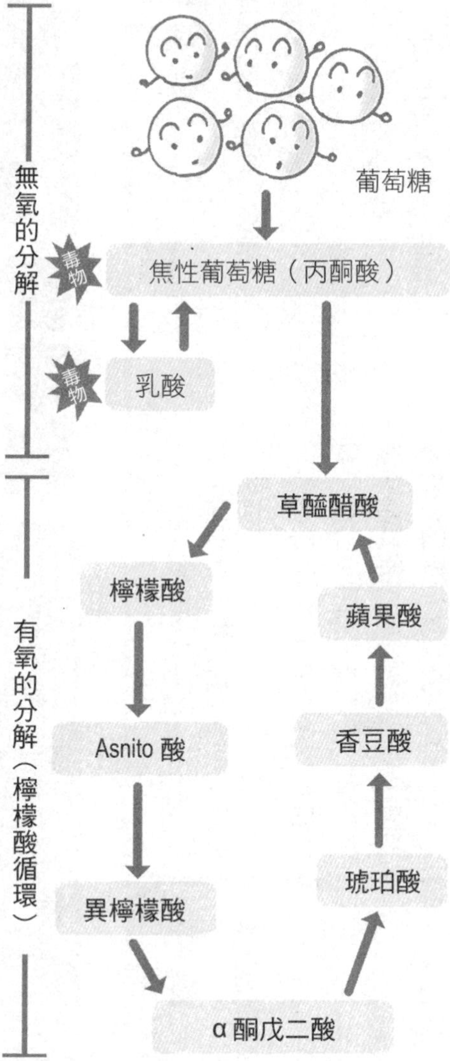

- 檸檬酸循環順暢進行，可以使得疲勞物質乳酸迅速消失。
- 檸檬酸循環能夠順利循環的關鍵在於草醯醋酸。由於它在空氣中會立即變化，所以不能直接攝取。
- 需要攝取檸檬酸，讓檸檬酸循環順利的進行（檸檬酸最後會變成草醯醋酸）。

25 食物篇 香辛料

刺激交感神經，使堆積的脂肪燃燒，有效改善胰島素的效果

辣椒

●燃燒脂肪，使血液乾淨

大家都知道辣椒具有減肥效果，這是因為辣椒所含的辣味成分辣椒辣素能使堆積的脂肪有效燃燒，轉換成熱量的緣故。

尤其堆積在內臟周圍的脂肪，會使胰島素感受性降低，但是如果讓內臟脂肪燃燒，就能夠恢復胰島素的感受性。

此外，根據報告顯示，辣椒具有降低膽固醇效果及治癌效果。這是因為辣椒的紅色（胡蘿蔔素、辣椒紅素等類胡蘿蔔素色素）的作用所造成的。

類胡蘿蔔素具有抗氧化作用，也就是具有在體內防止自由基害處的作用。

自由基造成的氧化使得身體生鏽，會造成問題。糖尿病患者由於血液黏稠使得血管破損不堪，因此要積極的攝取抗氧化物質。

【攝取方式】一餐以一根為限

大量攝取會使得血管收縮、血壓上升，所以不能吃太多。

此外，可利用含有辣椒辣素的市售健康食品。

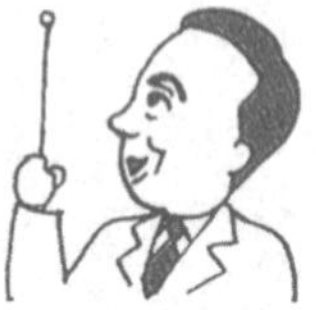

薑

●能夠幫助降低胰島素需求

感冒時喝薑湯可使身體溫暖，這是因為薑所含的薑辣素成分的作用，使得熱量代謝旺盛所致。當熱量代謝旺盛，堆積在體內的脂肪就會有效燃燒。

肥胖會消耗胰島素，一旦瘦下來，就能夠降低胰島素需求。

此外，自古以來大家都知道薑的殺菌作用。這是由於抗氧化物質「薑油」造成的。

【攝取方式】一天以一小塊為限

胡椒

●燃燒脂肪

胡椒的辣味成分含有胡椒鹼。胡椒鹼作用於肝臟和脂肪組織，促進熱量代謝，使堆積的脂肪燃燒。

【攝取方式】不可大量攝取

在中國把胡椒當作健胃藥或排腸氣藥來使用。但如果因為如此而在做菜時撒太多胡椒是不對的。

此外，胡椒鹼含量較多的是黑胡椒。

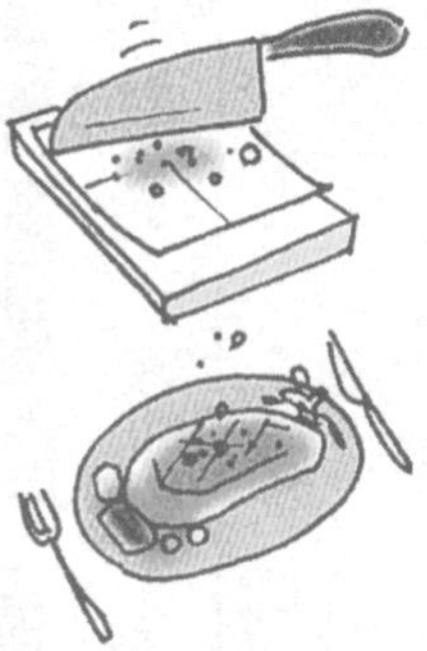

吃牛排時用菜刀將黑粒胡椒切碎後撒在上面，能增添香氣。

芥末

●燃燒脂肪

芥末對於疼痛和痙攣有效。在日本用芥末來治療風濕、神經痛、肺炎、止咳。

芥末能使堆積在體內的脂肪有效的轉換為熱量，能夠預防肥胖。

日本料理中的「角煮（燉煮豬肉塊）」，一定要使用芥末。這是為了去除肉的臭味，同時也可使代謝順暢。

【攝取方式】一盤使用一小匙

不僅是肉類料理，也可以使用在美乃滋或調味醬中。芥末的抗氧化作用能夠保持蔬菜等的鮮度。

肉桂

●鞣酸能降低血糖

自古以來，肉桂就被當成藥用物質。尤其中醫認為它具有健胃作用、利尿作用、整腸作用、鎮痛作用、降血壓作用等。

此外，還含有很多具有抗氧化作用的鞣酸，因此能使血糖值下降。

【攝取方式】粉末狀容易使用

粉末狀肉桂比起棒狀肉桂而言，混合在東西中使用，能夠攝取到更多的營養成分。

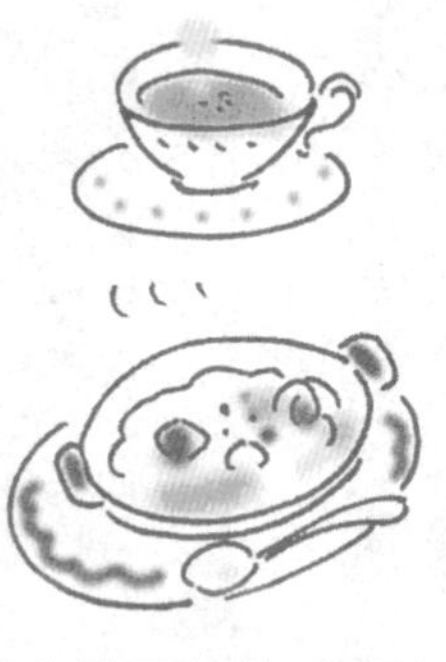

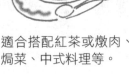

適合搭配紅茶或燉肉、焗菜、中式料理等。

26 茶篇

綠茶

能延緩醣類在腸道的吸收，防止飯後血糖值上升

【綠茶所含的成分與效用】

成　分	效　用
兒茶素	·抑制血糖值上升·抑制血壓上升 ·減少血液中過多的膽固醇 ·預防血栓、具有去除細菌或病毒的作用 ·抑制致癌性物質、抑制過氧化物質的生成 ·預防口臭
咖啡因	·消除疲勞與睡意 ·提高熱量代謝 ·具有利尿作用
維生素C	·預防感冒、醣類過氧化、癌症等 ·創造不輸給壓力的身體
維生素E	·具有抗氧化作用、防止老化
胡蘿蔔素	·能夠防癌、防止脂質過氧化
皂角苷	·消除疲勞、強壯作用、安定精神作用
多醣酶	·降低血糖值
γ酪胺酸	·降血壓
氟	·預防蛀牙

綠茶所含的兒茶素能夠抑制飯後血糖值上升

茶葉成分中含量最多、約含有十二～十五%的就是澀味的原料兒茶素。

綠茶的兒茶素，能夠減緩醣類在腸道的吸收，防止飯後血糖值上升。

如果期待綠茶的效果，則一天要喝十杯。如果你無法喝這麼多，可以嘗試次頁介紹的方法。吃茶葉，可以一併攝取到兒茶素、脂溶性維生素E、β胡蘿蔔素等綠茶成分。

兒茶素可以預防流行性感冒

兒茶素的殺菌作用，對許多細菌或流行性感冒病毒都有效。根據日本昭和大學的島村忠勝教授實驗發現，一萬個 O-157（一種病原性大腸菌）在加入綠茶後，五小時後就變為零了。發高燒的感冒會使血糖值上升，為了預防流行性感冒，最好用「綠茶」漱口。

綠茶的放鬆作用能使血糖值穩定

綠茶含有穩定情緒的物質「茶胺酸」。茶胺酸能使腦的神經傳遞物質多巴胺增加，而且會使得放鬆時才會產生的α波大量出現。

壓力會分泌使血壓上升的荷爾蒙，因此，可以藉著綠茶使自己放鬆。

併發高血壓時最好使用γ酪胺酸茶

綠茶的甘味成分苦胺酸，會變成具有降血壓作用的γ酪胺酸。

γ酪胺酸茶是綠茶在氮氣中放置五~十小時，使γ酪胺酸的量增為普通綠茶幾十倍。也可以在健康食品店買到。

【飲用法】一天三次，飯前及用餐中使用

茶葉含有維生素A、E、膳食纖維等不溶於水的成分，以及一部分能溶於水的成分。沖泡綠茶粉來喝，這些成分也能一併攝取到。

如下表所示的「吃法」和次頁所示的「冷水泡茶法」都有效。

【茶葉的吃法】

攝取量標準：1日6g

切碎的茶撒在飯上使用。1次使用1/2小匙（1g）

飯

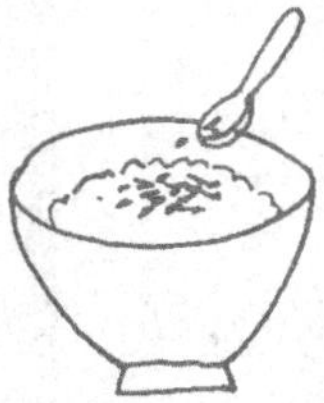

煎餅

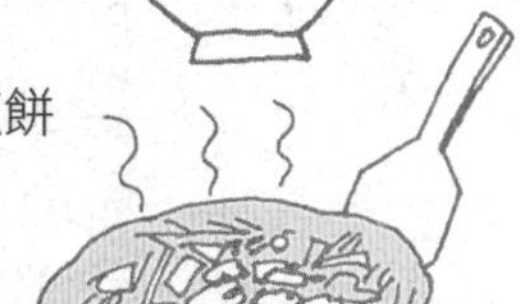

披薩

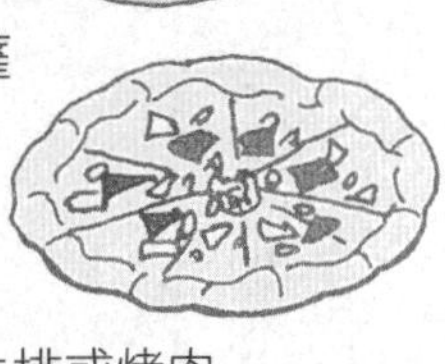

煎牛排或烤肉

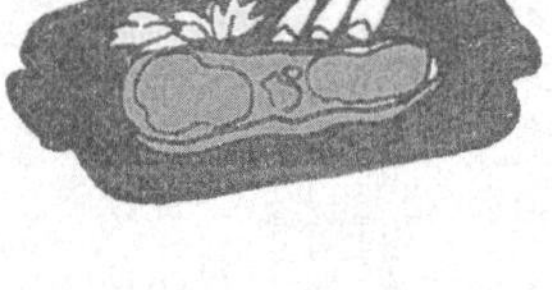

27 茶篇 番茶

四番茶含有很多的多醣類，能處理血液中的葡萄糖，降低血糖值

冷水的番茶具有強烈的降血糖作用

日本番茶（粗茶），尤其是十月以後採摘的「四番茶（秋冬番茶）」，一般人都會忽略它。但是秋冬番茶卻具有有效降血糖的作用。

前富山醫科藥科大學清水岑夫教授等人的研究團體發現這個事實，他們將玉露、焙茶、四番茶（秋冬番茶）、紅茶、抹茶五種茶，以下面三種溫度浸出：

①冷水（五℃以下）
②溫水（四〇～五〇℃）
③熱水（八〇℃以上）

然後將萃取劑注射進高血糖鼠體內。

結果如左圖所示，冷水番茶的降血糖值作用最好。

玉露或煎茶不用熱水而使用出水方式，也有強大的降血糖值作用。

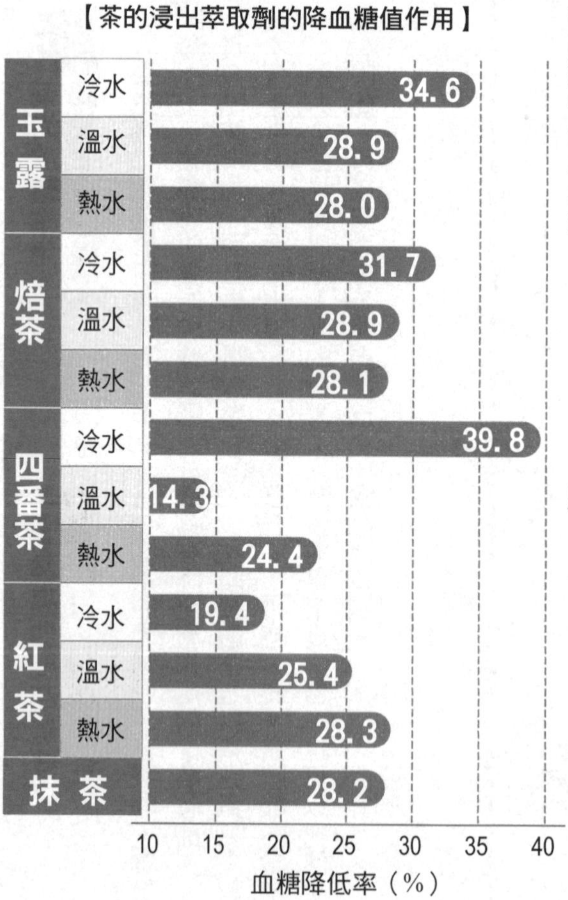

降血糖的成分在於多醣類

清水先生調查到底四番茶的何種成分具有降血糖作用，結果以有機溶劑分離出：

①溶於溶劑的成分（包括咖啡因、兒茶素等）

②直到最後為止都一直溶於水中的成分（多醣類）

注射進高血糖鼠體內，結果發現②「溶於水中的成分」具有降血糖作用。

經由成分分析結果發現，阿拉伯糖、核糖、葡萄糖三種單醣結合起來的「多醣類」，具有降血糖值的效果。

四番茶就是秋冬茶。

能有效處理血液中的糖的冷水番茶

多醣並非因為能夠延緩糖在腸道的吸收、抑制血糖值的上升而降低血糖值，而是能夠有效處理血液中的糖。因此，具有類似胰島素的作用。不過，事實如何尚待進一步的研究。

【飲用法】一天泡二十五克的茶葉，在飯前、用餐時飲用

多醣高溫浸出的方法無效，一定要採用出水的方式。買不到秋冬茶，可使用三番茶或焙茶等，也具降低血糖值作用。

做好的冷水四番茶當天就要喝完。

【冷水番茶的做法】

①在冷水壺中放入700～800 ml 的水及25 g 的茶茶。

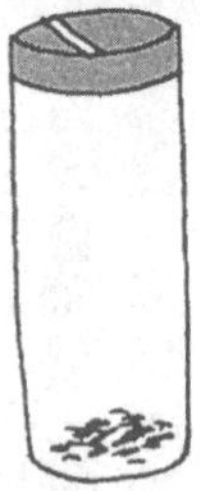

②充分搖晃後放在冰箱裡浸泡一晚。

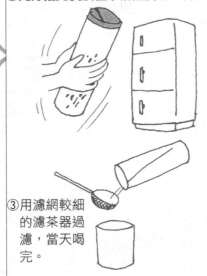

③用濾網較細的濾茶器過濾，當天喝完。

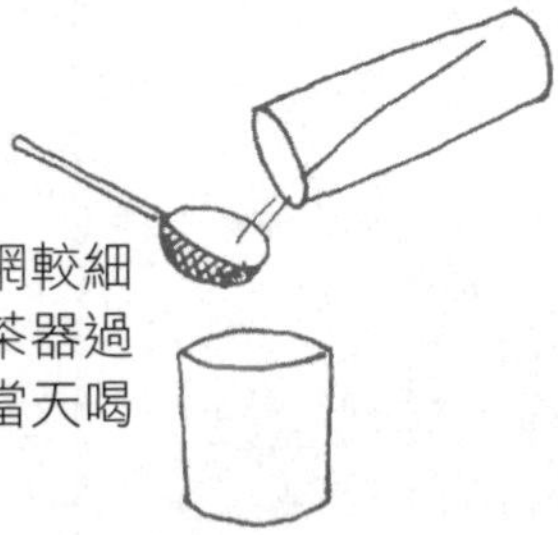

28 茶篇 桑葉茶

抑制糖的吸收，抑制飯後血糖值的上升，改善胰島素的分泌

最新研究發現桑葉含有降低血糖值的物質

以前人們就知道桑葉對糖尿病有效。

但是，長期以來一直不知道到底是桑葉的何種成分有效。

最近明白是桑葉所含名為DNJ（1-deoxynojirimycia，脫氧野尻霉素）的生物鹼產生了有效的作用。

DNJ具有在腸中阻礙分解糖的α葡萄糖苷酶的作用。

結果能夠緩和葡萄糖吸收，抑制飯後血糖值快速上升。

具有改善血壓、血脂質、便秘等的效果

桑葉對於正常血壓不會造成影響，但是卻能夠改善高血壓，同時能減少膽固醇或三酸甘油脂，使肝功能順暢。

此外，對於長期服用桑葉的人進行問卷調查，四〇%以上的人都回答「身體狀況與便秘都改善了」。

桑葉除了含有現代人飲食生活容易缺乏的鐵和鈣之外，也含有製造胰島素的材料鋅等礦物質。

在飲食生活中納入桑葉茶，能夠抑制現代生活性疾病。

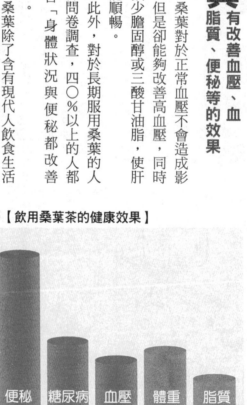

【飲用桑葉茶的健康效果】

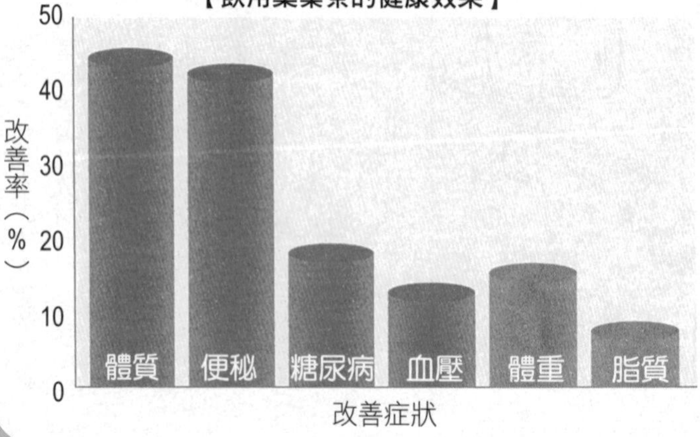

經由老鼠實驗證明桑葉具有降血糖效果

日本神奈川縣衛生研究所對於糖尿病發病鼠持續給予五十四週的桑葉。

未給予桑葉的老鼠，在第五十週時血糖值上升為三四〇mg／dl，而給予桑葉的老鼠，血糖值幾乎沒有上升（右圖）。

正常鼠當血液中有葡萄糖進入，胰島素值會暫時上升，糖尿病鼠卻沒有這種現象。但給予桑葉，和正常鼠一樣，胰島素值會上升。

未給予桑葉的老鼠，胰臟的β細胞顯著減少，而給予桑葉的老鼠，β細胞不會減少（右圖）。

也就是說，桑葉具有改善胰島素分泌的作用。

【桑葉的抑制血糖效果】

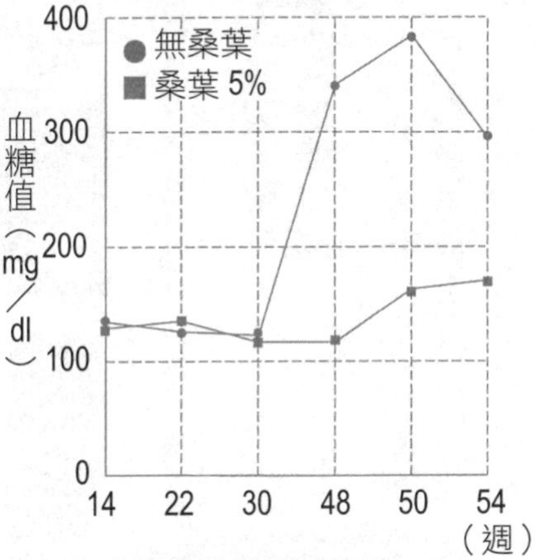

【桑葉的抑制胰島素分泌細胞減少的效果】

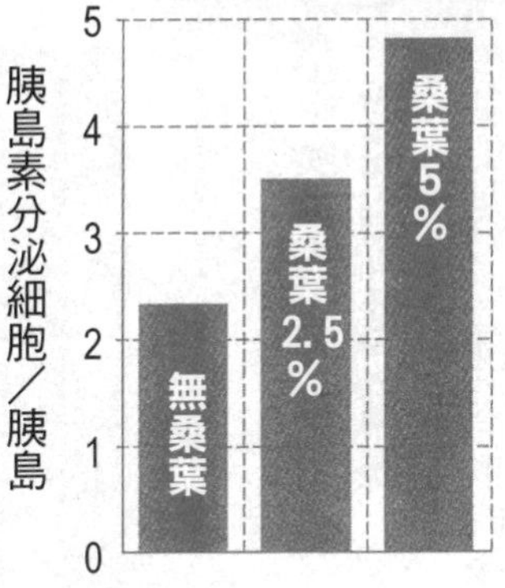

【飲用法】飯前飲用最好

在飯前飲用，能夠抑制飯後血糖值上升。包括吃點心前，一天最好喝四～五次。

藥局有賣桑葉茶包，可用滾水煮出後飲用。

最好在糖尿病發病前就經常飲用桑葉茶，具有保護胰臟的作用。

●建議糖尿病潛在患者使用

糖尿病通常具有遺傳因素的基礎。父母或兄弟姐妹中有人罹患糖尿病，再加上吃得過多或肥胖等誘發條件，容易發病，因此平常就要努力預防。

這些人不妨經常飲用桑葉茶，這是有效的預防方法。

29 茶篇 芭樂茶

對於輕度糖尿病具有顯著效果，熱帶風味的茶

已知確實藥效的健康食品

充滿熱帶風情的熱帶水果芭樂，葉子乾燥後利用滾水浸出的芭樂茶，在琉球和中國南部自古以來就做為糖尿病的傳統療法使用，也是止腹瀉、慢性病等疾病的民間藥。

【芭樂茶的效用】

- 降低空腹血糖值
- 改善胰島素的抵抗性
- 預防肥胖
- 減少膽固醇或三酸甘油脂
- 治療腹瀉

芭樂葉所含的多酚能夠降低血糖值

芭樂茶能延緩醣類在腸道的吸收，抑制血糖值上升。關鍵就在於芭樂葉中的多酚物質。

芭樂葉中的多酚，能夠抑制分解糖的酵素（α澱粉酶、麥芽糖酶等）的活性，防止澱粉等醣類分解為葡萄糖。

因此，能夠延緩從飲食中攝取到的醣類的吸收，抑制飯後血糖值上升。

【芭樂茶抑制醣類吸收的過程】

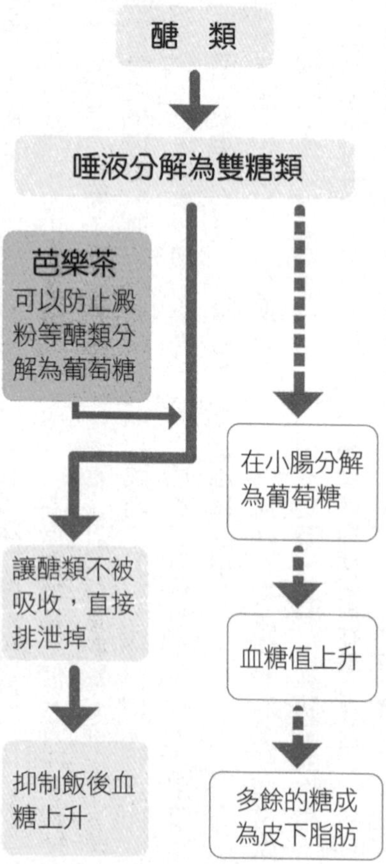
醣 類
唾液分解為雙糖類
芭樂茶
可以防止澱粉等醣類分解為葡萄糖
讓醣類不被吸收，直接排泄掉
抑制飯後血糖上升
在小腸分解為葡萄糖
血糖值上升
多餘的糖成為皮下脂肪

抑制飯後血糖值上升的芭樂茶

養樂多總公司中央研究所以四十歲以上的十九人為對象，針對飲用芭樂茶對於飯後血糖值造成的影響進行調查。

結果如表所示，在用餐（米飯二百克）時喝一瓶（一九〇ml）芭樂茶的人與只喝白開水的人相比，很明顯的，血糖值上升受到抑制。

【喝了芭樂茶的飯後血糖值變化】

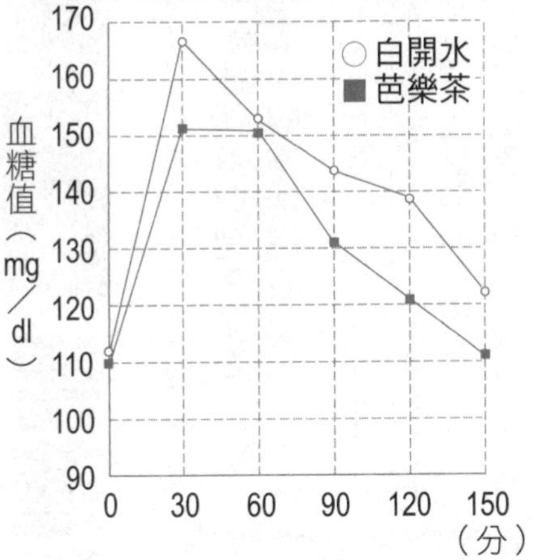

此外，持續或大量飲用芭樂茶，也不會出現副作用或身體狀況不適的現象，是安全性很高的健康飲料。

但是，在意血糖值的人，會把葡萄糖當成是大敵。然而，沒有葡萄糖，腦、神經組織、骨骼肌等將無法發揮正常的作用。所以問題在於葡萄糖太多或太少。

芭樂茶的多酚能延緩醣類吸收，但也具有讓身體緩慢吸收所需要的少量葡萄糖的作用。因此，不會造成胰島素過度分泌。此外，長期持續飲用，也能使胰島素的效果順暢。

【飲用法】每餐喝一杯

飯前飯後或是用餐時喝二百ml。

【健康食品情報】

芭樂所含的成分具有保健效果，具有抑制血糖值上升的作用。運用這個作用的特定健康保健食物，就是日本的「蕃爽麗茶」。

特定保健用食物，是指基於營養改善法、得到厚生省認證的食物。具有醫學、營養學的根據，確認具安全性，擔心血糖值的人可以嘗試。

蕃爽麗茶有盒裝、罐裝及保特瓶裝等各種包裝。

30 茶篇 雪蓮果茶

抑制飯後血糖值上升，處理血液中的葡萄糖

雪蓮果茶抑制在胃腸中的葡萄糖吸收

雪蓮果是原產於南美安地斯山脈的菊科植物，根含有很多果寡糖，是受人歡迎的健康食品。

雪蓮果茶原料葉的部分，含有能夠抑制糖吸收的綠原酸及促進胰島素分泌的類黃酮等，有許多降低血糖值成分。

【雪蓮果茶的效用】

- 抑制飯後血糖值的上升
- 減少膽固醇或三酸甘油脂
- 具有類似胰島素的作用
- 預防肥胖
- 預防脂肪肝
- 具有抗氧化作用

具有類似胰島素的作用，能夠將血液中的糖吸收到細胞內

日本全藥工業中央研究所，使用雪蓮果葉的萃取劑做了以下實驗。

給予老鼠葡萄糖及雪蓮果葉萃取劑，和只給予葡萄糖的老鼠相比較，飲用雪蓮果葉萃取的老鼠，其血糖值的上升受到抑制。

這些老鼠的胃腸大量殘留未消化的葡萄糖。也就是說，雪蓮果葉萃取劑能夠抑制葡萄糖的吸收。

此外，採用皮下注射葡萄糖之後再飲用雪蓮果葉萃取劑的老鼠，也能夠抑制血糖值。亦即雪蓮果葉萃取劑具有類似胰島素的作用，能夠讓血液中的葡萄糖吸收到細胞內。

【食用或注射葡萄糖，實驗雪蓮果葉萃取劑的效用】

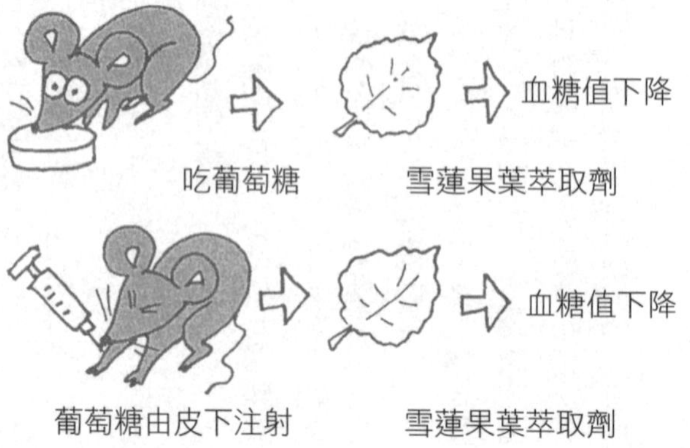

經由人體實際證明雪蓮果茶的降血糖值效果

這是雪蓮果茶的降血糖值效果。

日本全藥工業中央研究所讓十九名志願者飲用雪蓮果茶和蔗糖，另一組則只飲用蔗糖。結果發現飲用雪蓮果茶的人，血糖值的上升明顯受到抑制。

【喝雪蓮果茶（右）與沒有喝（左）的血糖值比較】

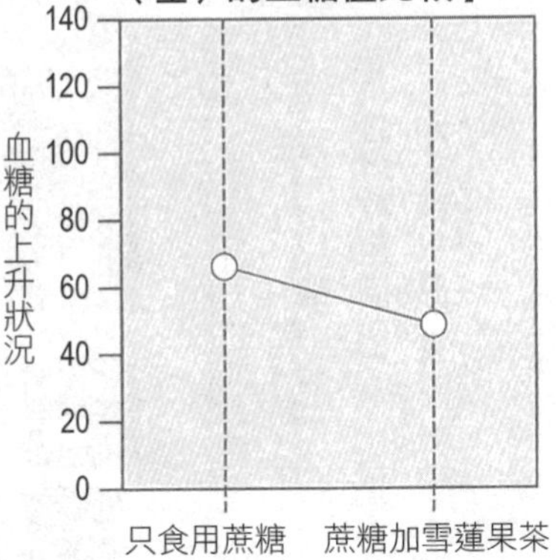

雪蓮果茶能夠改善肥胖和高血脂症

雪蓮果茶具有改善肥胖和三酸甘油脂血症的作用。

輕度到中度的糖尿病患者十人（三酸甘油脂值較高者九人）每天喝雪蓮果茶。結果三酸甘油脂值較高患者的改善更為顯著。

雪蓮果茶混合烏龍茶，具有抑制體重增加的效果。

雪蓮果茶所含的異櫟素成分，能夠防止體內脂質的過氧化，具有消除自由基的作用。

體內自由基太多，身體會「生鏽」，容易引起糖尿病的併發症或動脈硬化。

對此而言，雪蓮果茶的抗氧化作用是非常棒的作用。

【飲用法】一天三次，飯前飲用

可在藥局買到雪蓮果茶，味道很好，可以搭配料理。

【健康食品情報】

單喝雪蓮果茶會覺得很苦，難以下嚥，所以大部分的雪蓮果茶都會混合烏龍茶或桑葉等一起喝。

包括只要加入滾水沖泡的茶包型和用水煮出型，以及用滾水溶解的顆粒型三種。

根據全藥工業的資料，加入桑葉更能提高抑制飯後糖的吸收效果。

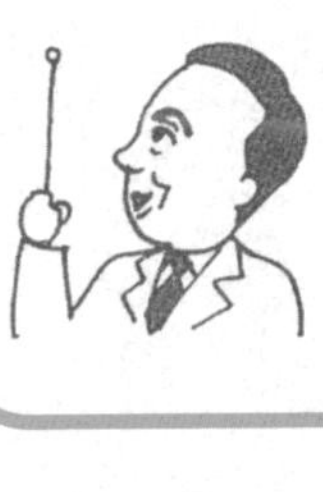

31 茶篇 巴拿巴茶

能迅速處理血液中的葡萄糖，降低血糖值

菲律賓自古以來就飲用可治療糖尿病的巴拿巴茶

巴拿巴（Banaba）茶在原產國菲律賓，自古以來就預防及治療糖尿病。

媒體報導是「巴拿巴可降低糖尿病的治療成本」。除了糖尿病，對於肥胖、高血壓、便秘等也有效。

【巴那巴茶的效用】

- ●預防肥胖
- ●預防便秘
- ●具有類似胰島素的作用，能降低血糖值
- ●預防高血壓

巴拿巴茶的科羅索酸具有與胰島素同樣的作用

巴拿巴茶含有鋅及鎂等降低血糖值的成分。

此外，還含有科羅索酸（Cor-osolic acid），能使血液中的葡萄糖迅速吸收到細胞內，具有與胰島素同樣的作用。

廣島大學的山崎和男教授用細胞模型測定，將從巴拿巴茶中浸出的科羅索酸注入血液中，大約二八%的葡萄糖能夠吸收到細胞內。

經實驗證實，巴拿巴茶可使血液中的葡萄糖量減少。

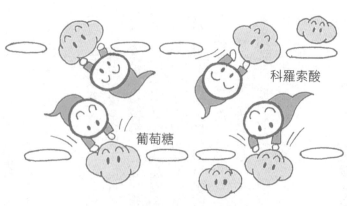

科羅索酸能夠提高葡萄糖吸收到細胞內的作用

臨床證明巴拿巴具有降低血糖值的效果

東京慈惠會醫科大學的池田義雄教授，以空腹血糖值達到一〇〇mg／dl以上的糖尿病潛在患者為對象，進行以下的檢查。

潛在性患者分為兩組，第一組在前半期四週內投與巴拿巴萃取劑，後半期四週內則投與安慰劑（胃藥）。第二組前半期投與安慰劑，後半期投與巴拿巴萃取劑。

結果如左圖所示，投與巴拿巴萃取劑的二十四人中，二十二人的平均血糖值從一五三・九mg／dl下降為一三三・一mg／dl。

【巴拿巴萃取劑降血糖值的效果】

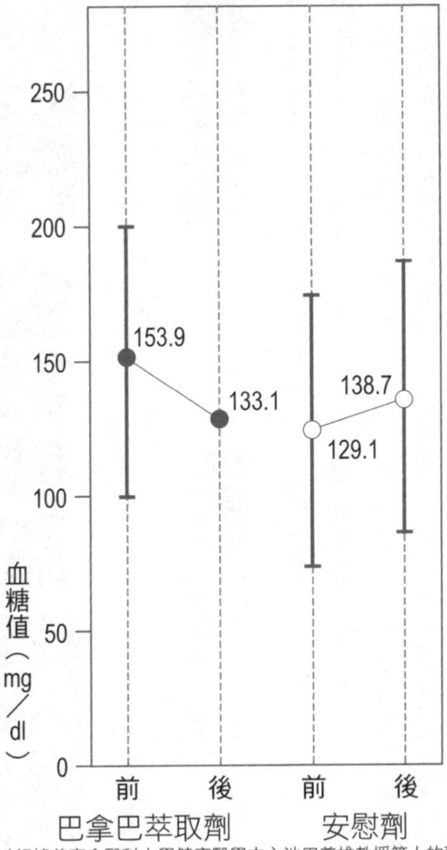

（根據慈惠會醫科大學健康醫學中心池田義雄教授等人的研究）

此外，巴拿巴萃取劑的安全性，經由這二十四人證明的確非常安全。

【飲用法】一天三～四杯，飯前飲用

巴拿巴茶的味道和香氣都不難適應，無熱量、無咖啡因，可以安心飲用。

產品包括煮出茶、茶包、保特瓶裝等各種不同的種類。

【健康食品情報】

日本市售浸出巴拿巴茶萃取劑的營養輔助食品，都是錠劑型。

根據贊助池田教授等人進行臨床試驗的公司說明，一顆營養輔助食品含有一二五mg的巴拿巴萃取劑，一天三顆，就能得到與喝兩公升巴拿巴茶同樣的效果。

32 茶篇 金錢柳茶

能夠修復受傷的胰島，改善胰島素分泌

糖尿病患者數稀少的村子的秘藥

金錢柳茶，是在中國修水地區採集的柳葉茶，也稱為「修水茶」。

每天喝金錢柳茶的修水地方人民，與中國其他地區的人相比，平均壽命較長，而且即使老年人也很健康，能夠像平常人一樣勞動。這個地區的糖尿病患者數，十萬人中只有六人。

當然，飲食生活不同，交通工具不發達而必須經常走路等生活習慣不同，也是必須考慮的因素，但是糖尿病的發病率這麼低，的確讓人驚訝。

能修復胰臟胰島的金錢柳茶的威力

金錢柳茶經由科學證明，的確具有降血糖值的作用。

由江西省醫科大學進行的實驗發現，將金錢柳茶給予胰臟遭到破壞的老鼠，與未給予金錢柳茶的老鼠相比，其血糖值抑制在較低的狀態，而且差距會逐日增大。

此外，調查胰臟胰島的β細胞，發現因為糖尿病而遭到破壞的β細胞藉著金錢柳茶而恢復健康了。

金錢柳茶能夠修復β細胞，改善胰島素分泌。

【金錢柳茶能修復胰臟的β細胞】

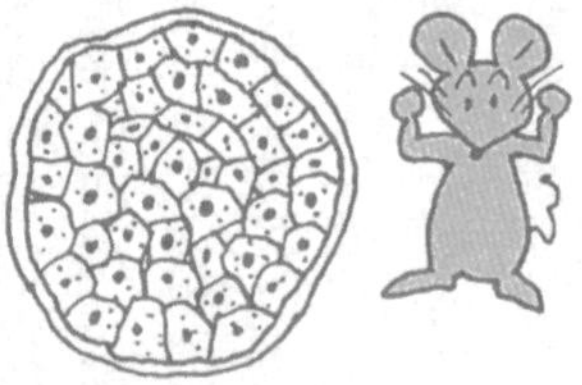

正常鼠：胰島的界限分明

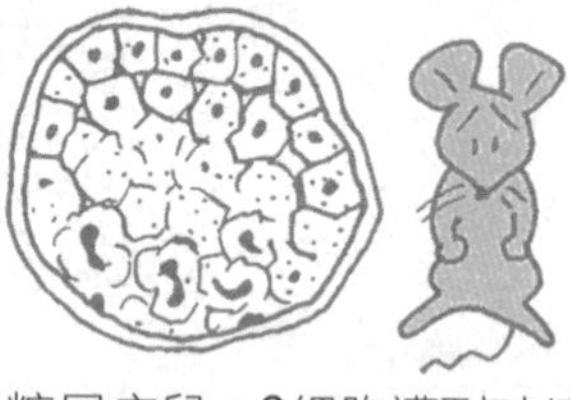

糖尿病鼠：β細胞遭到破壞

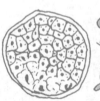

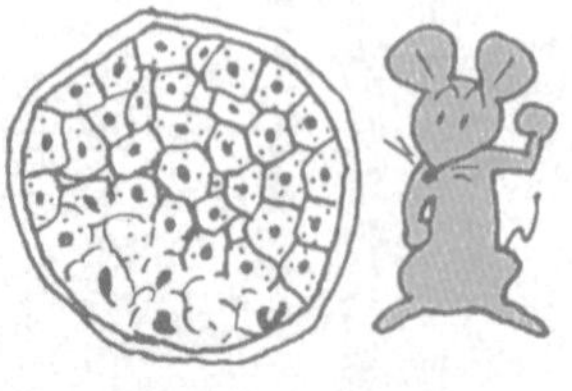

給予金錢柳茶鼠：β細胞修復

人體實驗證明金錢柳茶的降血糖值效果

中國上海第一人民醫院進行金錢柳茶的臨床試驗。讓五十七名第2型糖尿病患者，也就是非胰島素依賴狀態的患者飲用金錢柳茶，觀察經過。

結果如左圖所示，飲用四週後血糖值下降，血中胰島素量增加。也就是說，金錢柳茶對於胰島的修復力能產生作用。所以可以期待活用金錢柳茶於代替醫療上。

此外，六成左右的患者，多尿、多食等糖尿病併發症，都獲得改善。

【金錢柳茶造成的血糖值變化】

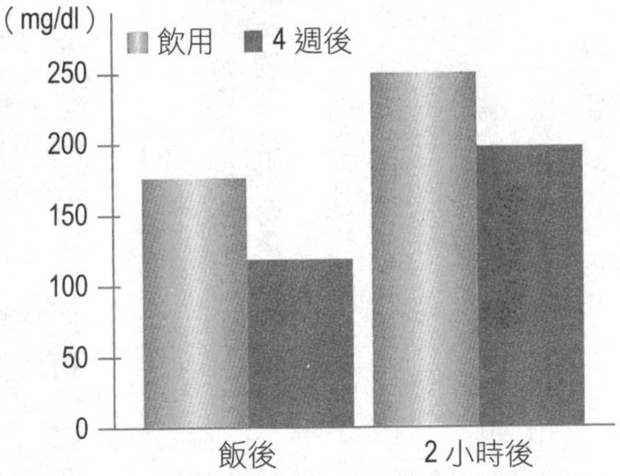

【金錢柳茶對於胰島素分泌量產生的變化】

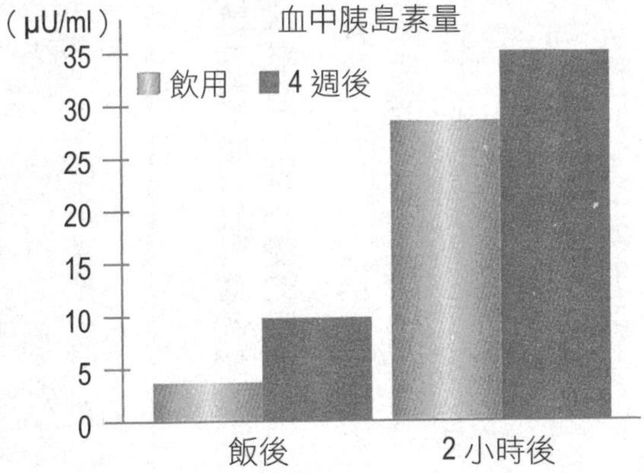

【健康食品情報】

●金錢柳茶的市售品

在原料有限的地區生產的金錢柳茶，在中國被稱為「夢幻茶」。

在日本則由中國進口商品銷售，稱為「糖治茶」。

也許對日本人和中國人出現效果的方式有所差異。但一般而言，金錢柳茶效果溫和，持續飲用二〜三個月較好。

幾乎所有的商品都可以以茶包方式飲用，上午、下午各飲用一包。

33 茶篇 匙羹藤茶

對味覺產生抑制作用，感覺不到甜味，抑制腸道的蔗糖分解

感覺不到砂糖的甜，的確是不可思議的茶

匙羹藤又名武靴葉，製茶喝了之後，即使吃砂糖，也不會感覺到甜，真是不可思議。

匙羹藤屬於藤蔓性蘿藦科植物。在印度及東南亞，以前就使用匙羹藤葉當成飲料來飲用。

古代印度人稱匙羹藤為「破壞砂糖的物質」。在古代印度，匙羹藤就是預防糖尿病的民間藥。印度的古代醫療「阿育吠陀」也經常出現匙羹藤，最近成為流行的減肥食物。

匙羹藤酸與分解糖的酵素結合，抑制糖的吸收

感覺不到甜味，是因為匙羹藤茶中的匙羹藤酸滲透到舌頭味蕾感覺甘甜的部位，使味覺無法發揮功能所致。

同樣的，匙羹藤酸也會在腸道與分解糖的酵素「α葡萄糖苷酶」結合，抑制之後進入的糖的分解。

因此，在減少糖的時候也會出現同樣的狀態，能夠抑制飯後血糖值上升。

實際上，根據報告顯示，可使葡萄糖的吸收抑制到三五％以上。此外，長期給予老鼠匙羹藤酸的結果顯示，匙羹藤酸具有抑制血糖值上升的效果。

【匙羹藤茶的作用】

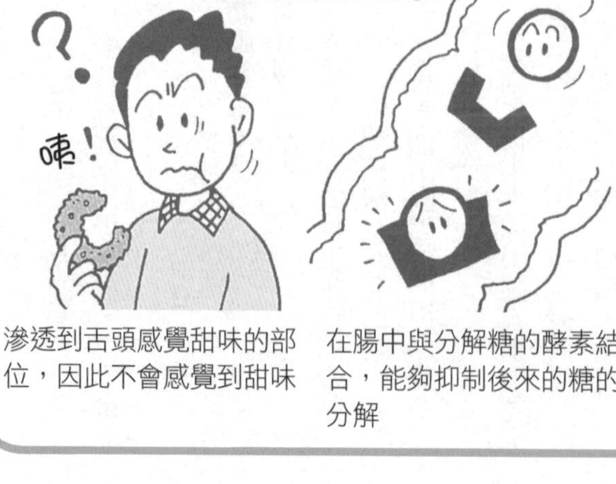

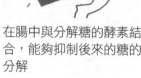

滲透到舌頭感覺甜味的部位，因此不會感覺到甜味

在腸中與分解糖的酵素結合，能夠抑制後來的糖的分解

預防肥胖及便秘的匙羹藤茶

匙羹藤酸能夠抑制葡萄糖的吸收，具有減低熱量的效果，所以減肥有效。未被吸收的糖會直接隨著糞便一起排泄掉，因此也能預防及改善便秘。

匙羹藤酸在小腸抑制葡萄糖吸收的效果約持續兩小，然後又恢恢復健康狀。

【匙羹藤茶的效用】

- ●預防肥胖
- ●預防便秘
- ●抑制蔗糖的分解，降低血糖值

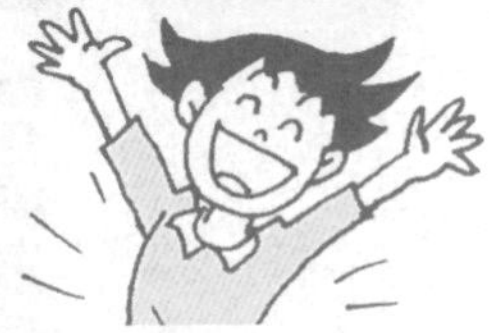

不會使血糖值過度降低，可以安心飲用

匙羹藤酸不會使血糖值下降過度，所以不用擔心低血糖的問題。

此外，匙羹藤茶含有能夠強健骨骼的鈣質，含量為烤茶的三倍，而鈣質是現代人的生活飲食中容易缺乏的礦物質。

幾乎不含咖啡因，所以在就寢前也能安心飲用。

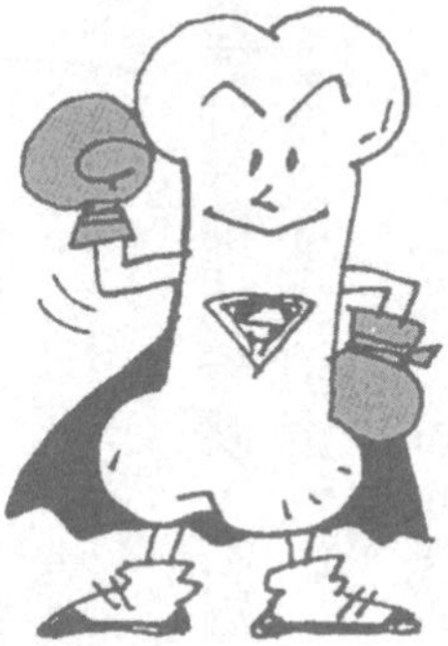

匙羹藤茶含有豐富的鈣質

【飲用法】 飯前飲用

為了抑制用餐時攝取到的糖的吸收，要在飯前飲用。

此外，因為匙羹藤而改變的味覺，在三十分鐘後就能恢復。

因為喝了之後不會感覺到甜，因此在調理時或是喝咖啡、紅茶時不要放太多砂糖。

【健康食品情報】

匙羹藤茶又名武靴葉茶，在市面上以茶包的方式銷售。在藥局或健康食品店可以買到。除了茶，還有提煉出匙羹藤酸製成的健康食品。

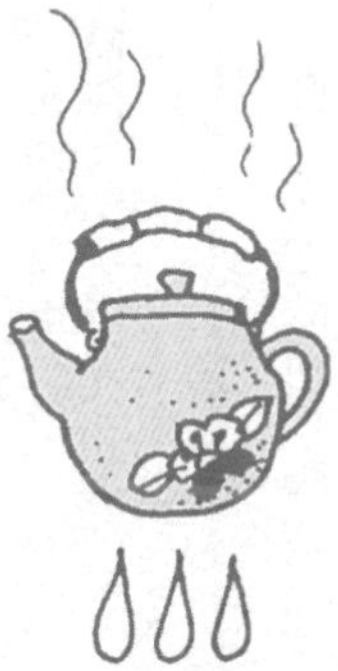

煮 10 分鐘即可飲用

34 茶篇 五層龍茶

抑制蔗糖的吸收，抑制飯後血糖值上升，防止糖尿病的併發症

印度自古以來使用的民間茶

五層龍（*Salacia oblonga*）是印度及斯里蘭卡的野生藤蔓性植物，印度自古以來就在民間醫療上使用。五層龍所含的成分莎拉西諾（salacinol），能夠抑制蔗糖在腸道的分解，防止糖尿病的併發症。

【五層龍茶的效用】

- 降低飯後血糖值
- 防止糖尿病的併發症
- 降低膽固醇或三酸甘油脂
- 預防肥胖
- 預防便秘

抑制蔗糖的分解，抑制飯後血糖值上升

食物所含的蔗糖或澱粉等醣類，經由α澱粉酶或α葡萄糖苷酶等酵素分解為單醣的葡萄糖，由腸道吸收。

在飯前喝了五層龍茶，α澱粉酶或α葡萄糖苷酶的功能就受到抑制，可以減少腸道吸收的醣類量，抑制飯後血糖值上升。

日本生產開發科學研究所的山原條二醫學博士，讓老鼠飲用五層龍萃取劑，然後給予蔗糖。結果如下面圖表所示，能夠抑制血糖值上升。

此外，對於自然發病的高血壓鼠給予同樣的萃取劑之後，再給予葡萄糖，結果血糖值容易恢復正常。也就是說，五層龍對於伴隨高血壓的葡萄糖耐受力異常也有效。

【飲用 30 分鐘後的血糖值上升的比較（mg/dl）】

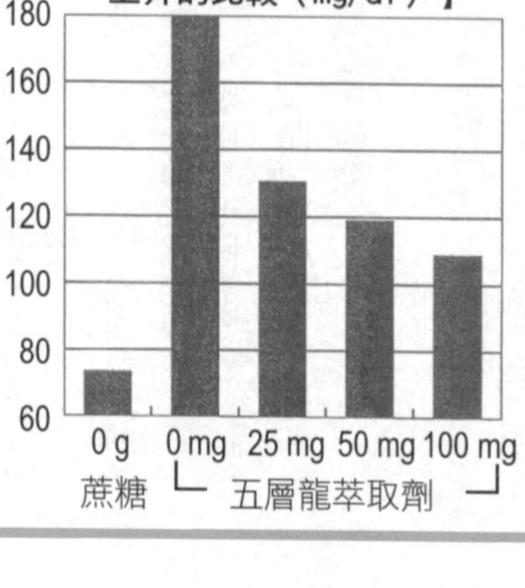

能夠預防可怕的糖尿病併發症

有些藥劑也和五層龍的成份salacinol一樣，能夠抑制分解醣類的酵素α葡萄糖苷酶的活性。是飯後在血糖值升高的輕度糖尿病患者使用的藥劑。根據山原先生的實驗，莎拉西諾比這些藥劑更能有力的抑制蔗糖的分解。此外，莎拉西諾還能抑制醛糖還原酶的作用，預防視網膜病變、腎病變、神經病變等可怕的糖尿病併發症，是藥劑無法達到的作用。

【抑制α葡萄糖苷酶活性50%的量（μg/ml）】

	Sala-cinol	Acar-bose
蔗糖	0.84	1.1
麥芽糖	3.2	1.3

以蔗糖為例，salacinol比糖尿病用藥（Acarbose錠）的用量更少，同樣能抑制α葡萄糖苷酶。

（根據山原條二的實驗資料）

預防肥胖、高血脂症

莎拉西諾能夠抑制醣類在腸道的吸收，由於身體缺乏葡萄糖，會去燃燒堆積在內臟周圍的脂肪，製造熱量，因此可以減少內臟脂肪，改善肥胖或高血壓等。

此外，因莎拉西諾會使糖份的分解受阻，能夠增加腸內的益菌，消除便秘。

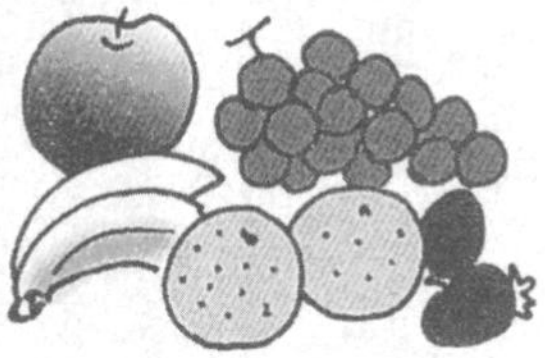

【飲用法】飯前飲用一杯

為了預防飯後血糖值上升及預防肥胖，可在飯前十五～三十分鐘前飲用一杯（二百ml）。

若是治療便秘，則可在飯後二～三小時後飲用。

五層龍茶的降低血糖值作用，並不是直接對胰島素產生作用，所以血糖值不會過度下降，可以安心飲用。擔心肥胖或糖尿病患者，或是膽固醇較高的人，都可以飲用這種茶。

【健康食品情報】

五層龍茶有：用滾水煮的茶包型，以及用滾水沖泡的顆粒型。

市面上也販賣五層龍茶有效成分製成錠劑的輔助食物。

35 茶篇 紅芽茶

抑制糖在腸道的吸收，抑制血糖值上升

用來治療循環器官疾病的紅花

紅花是原產於埃及的菊科一年草本植物。日本的山形大量栽培，將紅花乾燥製成化粧品或染料，或是當成藥用品。

紅花的花可以製成生藥，具有淨血、治療血流阻滯、對月經不順有效的作用。在中國則用來治療循環器官的疾病。

根據許多實驗結果顯示，紅花的煎汁能夠降低血液中膽固醇值及三酸甘油脂值，也能溶解造成動脈硬化的斑塊。

紅芽茶具有降血糖值的效果

紅芽茶是讓紅花種子發芽，再用遠紅外線乾燥做成茶的製品。

紅芽茶的膳食纖維為高麗菜的十三倍、菠菜的十倍。

藉著豐富的膳食纖維的作用，能夠抑制糖在腸道的吸收，抑制血糖值上升。

此外，含量豐富的亞油酸及α亞麻酸、維生素E等，能提高脂肪的代謝，減少內臟脂肪，結果能使胰島素的功能順暢，降低血糖值。

【紅芽茶的效用】

- 降低血糖值
- 減少膽固醇或三酸甘油脂
- 減少內臟脂肪
- 去除自由基，預防癌症及老化
- 促進血液循環
- 預防肥胖

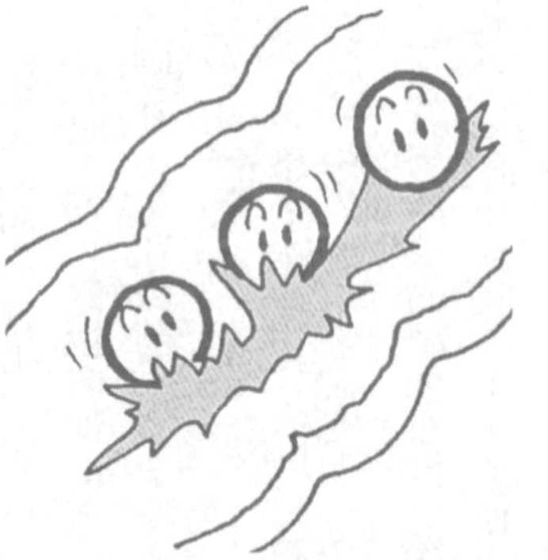

紅芽茶所含的豐富膳食纖維能夠抑制糖在腸道的吸收

紅芽茶含有豐富的抗氧化物質

現代文明病動脈硬化、癌症、老化等的元兇，就是自由基。

紅芽茶含有能夠去除自由基的β胡蘿蔔素、維生素E、葉綠素等抗氧化物質，還有很多能夠去除自由基的酵素。

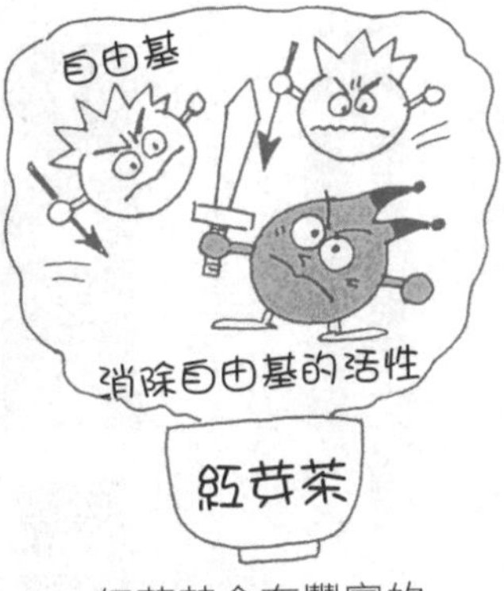

紅芽茶含有豐富的去除自由基的物質

有效的預防肥胖

紅芽茶能夠促進脂肪代謝，能夠有效的預防肥胖。

紅芽茶的減肥效果，並不是由一種成分造成的，而是藉著各種有效成分的交互作用，使新陳代謝順暢，調節全身的平衡。

因此不會過瘦，能夠健康的減肥。

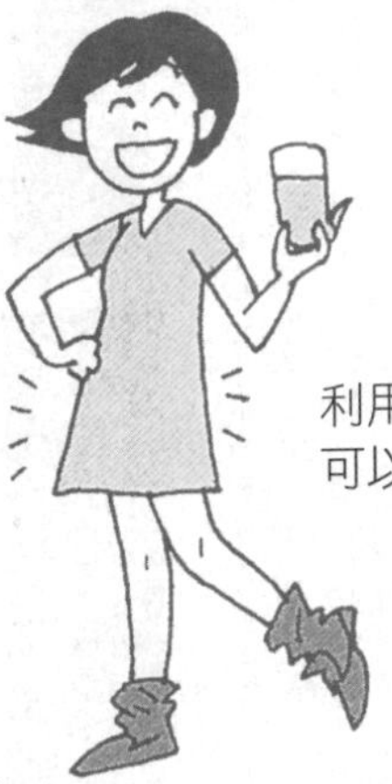

利用紅芽茶可以健康的減肥

【飲用法】一天三次，飯前飲用

紅芽茶沒有副作用。不管是加熱飲用或冰涼的喝，都一樣有效。罹患手腳冰冷症的人最好加熱再喝。

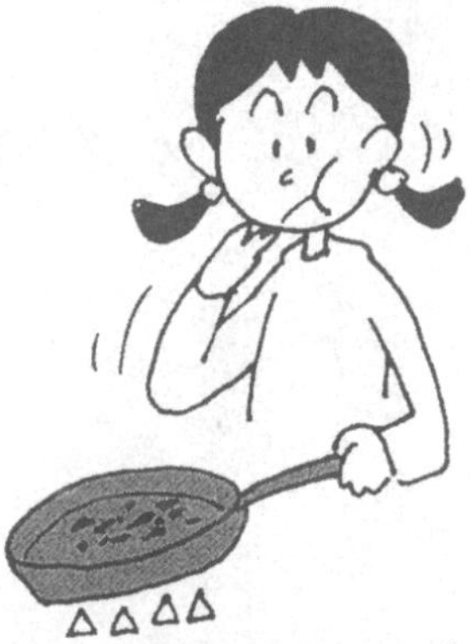

將紅花種子炒來吃可以預防動脈硬化

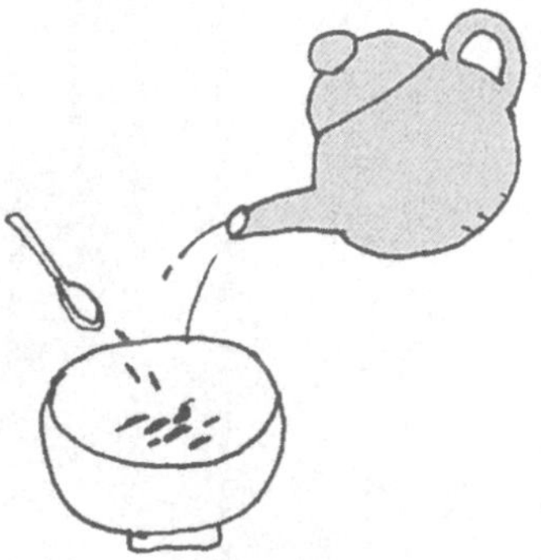

一小匙的乾燥紅芽倒入滾水沖泡飲用

36 營養成分篇

膳食纖維

能夠吸附腸道多餘的脂肪及醣類一起排泄掉，抑制飯後血糖值上升

不攝取膳食纖維的人容易得現代文明病

膳食纖維不僅可預防便秘，對於肥胖、糖尿病、高血壓、高血脂症、癌症等現代文明病的預防，也是非常重要的物質。

國人膳食纖維的目標攝取量一天平均為二十～二十五克，但實際上大約只有十六～十七克。與此成反比的，則是糖尿病、心臟疾病、大腸癌、乳癌等現代文明病的增加。

第2型糖尿病患者的膳食纖維攝取量非常少，所以血糖值較高的人，一定要努力的攝取膳食纖維。

【膳食纖維的作用】

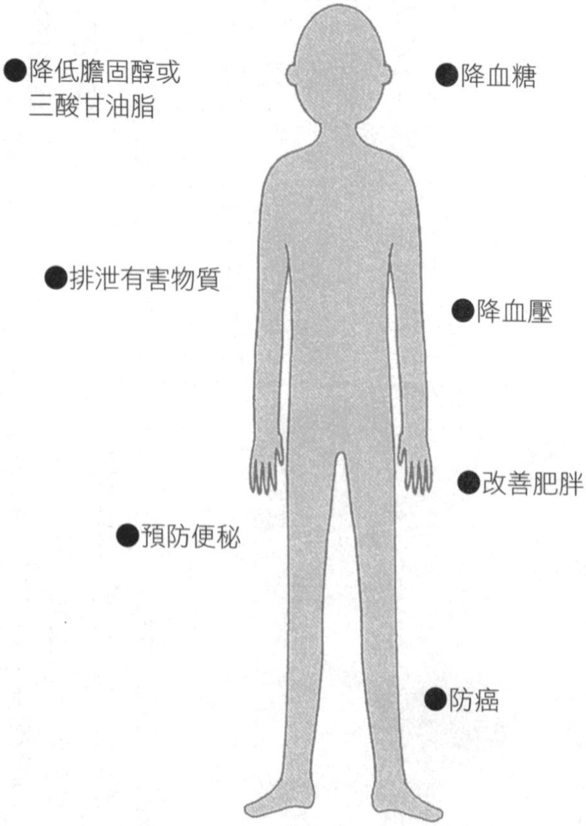
●降低膽固醇或三酸甘油脂
●降血糖
●排泄有害物質
●降血壓
●改善肥胖
●預防便秘
●防癌

【主要水溶性膳食纖維及其特徵】

種　類	特　　徵
果膠	存在於蘋果或柑橘類的皮中，是黏度極高的膳食纖維。
豆膠	豆科種子取得的膳食纖維。製造增黏劑或果凍時使用。
蒟蒻甘露聚醣	存在於蒟蒻中的多醣類。
葡甘露聚醣	蒟蒻甘露聚醣的成分之一。
藻胺酸	海帶、海帶芽等的黏滑成分，能降血壓及血糖值。
瓊膠	存在於石花菜、髮菜中。
硫酸軟骨素	存在於鯊魚或牛的軟骨中，能夠防止動脈硬化、高血壓、皮膚老化等。
黏蛋白	秋葵、山藥等的黏滑成分，能抑制醣類在腸道被吸收。

此外，還有一些人工的膳食纖維。

【主要非水溶性膳食纖維及其特徵】

種　類	特　　徵
纖維素	構成植物細胞。幾乎不會被吸收，會增加糞便量。
半纖維素	構成植物細胞壁。存在於米糠、麥麩中。
木素	存在於可可、豆類、牛蒡、梨子中。能吸收膽汁酸，將其排泄掉。
葡聚醣	存在於菇類。益菌等的β葡聚醣具有抗癌作用。
甲殼素	利用蝦蟹的殼製造出來的動物性膳食纖維。

此外，還有阿拉伯膠、果膠糖等。

水溶性的膳食纖維具有極高的降血糖值效果

膳食纖維在腸道中幾乎不被吸收，同時會使一併攝取的醣類或脂質一起排泄掉，所以可減少攝取熱量。

膳食纖維，包括可溶解的「水溶性」膳食纖維及不會溶解而會排泄掉的「非水溶性」膳食纖維。

水溶性膳食纖維在小腸溶解，包覆食物排泄掉，能夠強力降低飯後血糖值（參見次頁圖表）。膳食纖維還能促進膽汁酸的排泄，降低血中的膽固醇。

非水溶性膳食纖維能使腸的蠕動運動旺盛，增加腸內益菌雙歧乳桿菌，使腸的環境順暢，預防便秘及大腸癌。

利用膳食纖維減輕體重、抑制血糖值上升

根據東京慈惠會醫科大學池田義雄教授的報告顯示，增加攝取食物中的膳食纖維，就可以使十名女性患者的肥胖和葡萄糖耐受性障礙獲得改善。

她們在進行飲食療法前平均攝取膳食纖維十二公克，加入胚芽米、蔬菜、海藻、菇類等，膳食纖維攝取量提高為十五公克。結果整體的熱量減少。

她們的體重平均減少三一%，也抑制了飯後血糖值的上升（參照左圖）。

【膳食纖維量（0～5%）老鼠實驗飯後平均血糖值的變化】

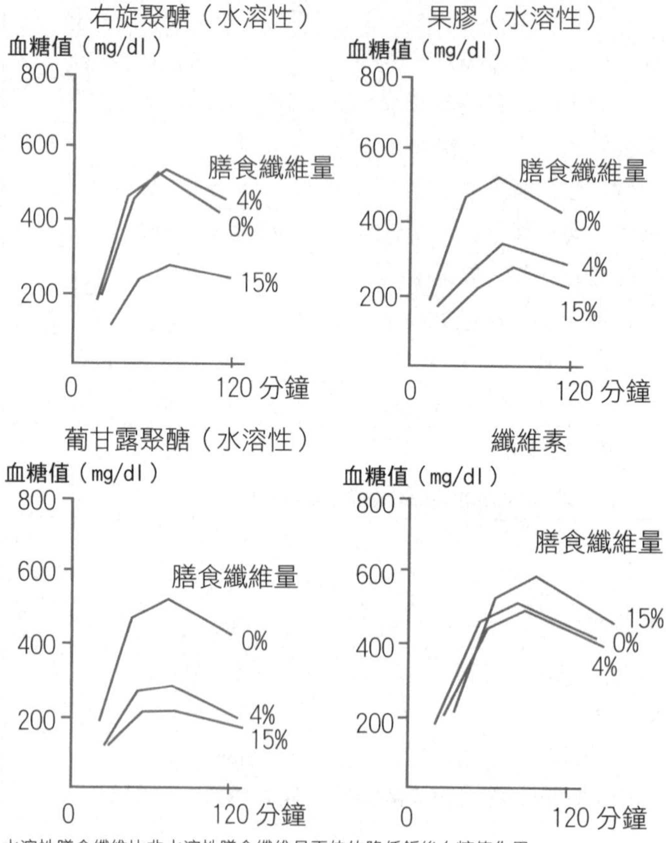

水溶性膳食纖維比非水溶性膳食纖維具更佳的降低飯後血糖值作用

【飲食療法前後的肥胖與血糖值變化】

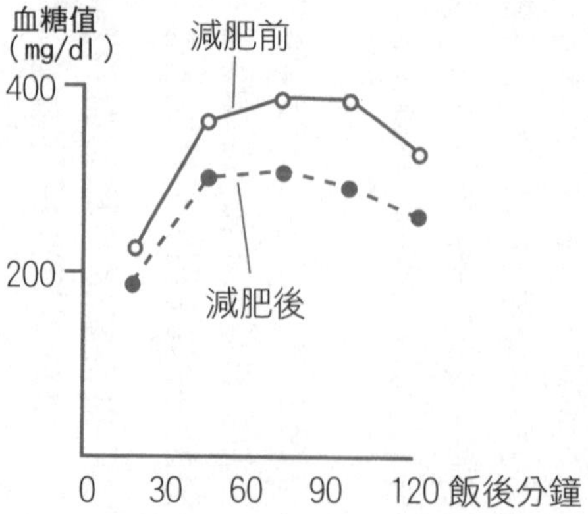

【水溶性膳食纖維較多的食物】

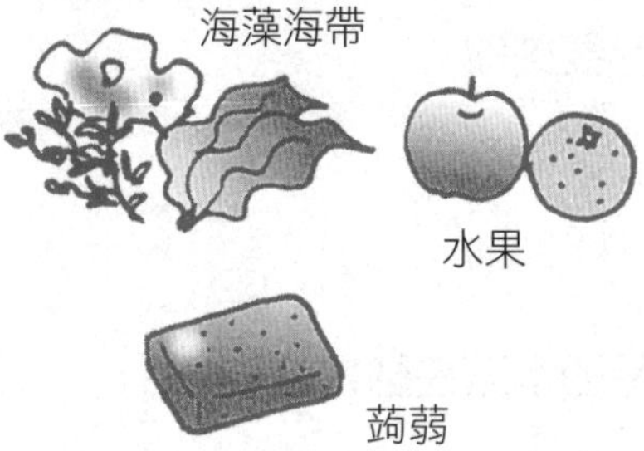

- 預防糖尿病
- 預防動脈硬化
- 預防高血壓

【非水溶性膳食纖維較多的食物】

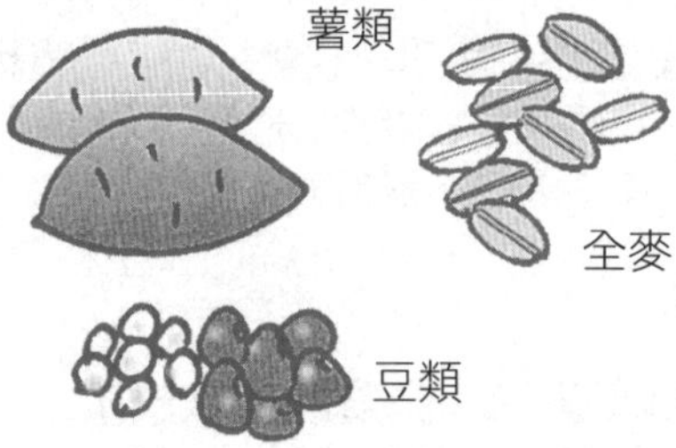

- 需要充分咀嚼，因此可以防止吃得太快或過多
- 防止蛀牙
- 得到飽脹感
- 預防便秘、大腸癌

【水溶性膳食纖維較多的食物（g）】

7.3	蒟蒻粉 10 g
4.7	全麥粉 100 g
1.4	加州梅 40 g
1.3	燕麥片 40 g
1.3	杏乾　30 g
1.0	中華麵（200 g 煮過）
1.0	蕎麥麵（煮過 200 g）
1.0	豌豆 30 g
1.0	乾芋頭莖 20 g
0.9	乾柿 70 g
0.9	牛蒡 40 g
0.8	明日葉 50 g
0.7	奇異果 100 g
0.7	蘿蔔乾 20 g
0.6	番茄汁 195 g
0.5	甘薯 100 g
0.5	大豆（乾燥）30 g
0.5	菠菜 70 g
0.4	茼蒿 50 g

【非水溶性膳食纖維較多的食物（g）】

8.9	乾柿 70 g
8.2	全麥粉 100 g
7.7	花豆（乾燥）30 g
5.0	紅豆（乾燥）30 g
4.8	豌豆（乾燥）30 g
4.6	大豆（乾燥）100 g
4.4	豆渣 40 g
3.9	栗子 100 g
3.8	乾香菇 10 g
3.4	蘿蔔乾 20 g
3.4	杏仁（調味）30 g
3.0	蕎麥麵（煮過）200 g
3.0	黃豆粉 20 g
2.5	燕麥片 40 g
2.3	毛豆 50 g
2.3	埃及皇宮菜 50 g
2.3	葫蘆乾 10 g
2.2	納豆 50 g
1.6	中華麵（煮過）200 g

〈膳食纖維的攝取祕訣〉

●水溶性與非水溶性兩種膳食纖維都要攝取

這兩種膳食纖維的形態，其特性及作用都不同，為攝取兩種不同的膳食纖維，要盡可能攝取各種不同種類的食物。

●市售的「膳食纖維飲料」為低熱量的水溶性膳食纖維

在便利商店可以買到的「高纖飲料」主要成分是多醣類。意思是「大量的葡萄糖結合而成的物質」，是人工的膳食纖維。1g 有 1 卡的熱量，是低熱量飲料。

此外，雖然飲料裡的多醣類是化學合成品，但根據臨床實驗，證明了它的安全性及有效性，所以才能成為食物上市。無臭、黏性較低，除了製成飲料，也可以用來製造冰淇淋、優格、餅乾、點心、糖等。

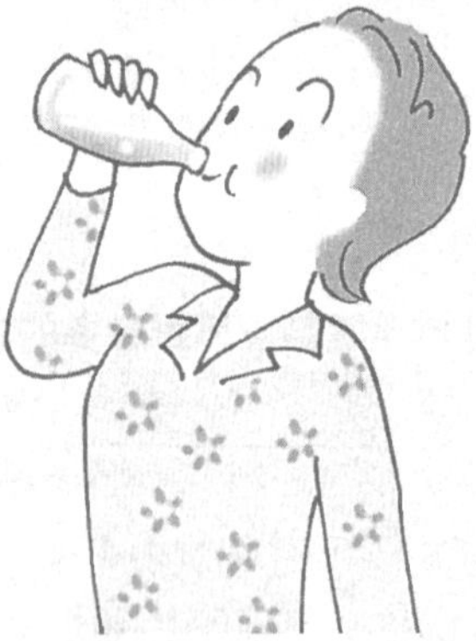

膳食纖維飲料補充不足

●用馬鈴薯製成的膳食纖維食物

由馬鈴薯澱粉提煉出的水溶性膳食纖維，是難消化的膳食纖維。具有整腸作用及降低胰島素分泌的效果，有降低膽固醇及血壓等作用。利用在飲料、乳製品、點心類上，有各種特定保健用食物上市。

●早餐的什錦果麥含有豐有的非水溶性膳食纖維

加上牛奶就可以吃的什錦果麥，含有小麥、玉米、燕麥、糙米等多種非水溶性膳食纖維。

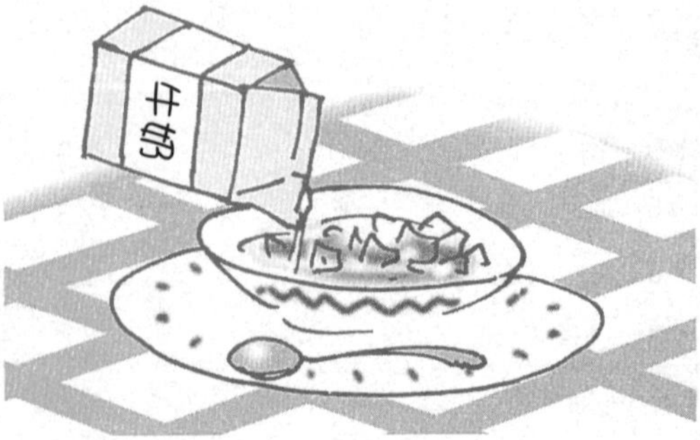

這樣的一餐，膳食纖維至少可以攝取到 3g左右，最多可以攝取到 10g 以上。

37 營養成分篇 寡糖

在腸道無法被吸收，故能抑制血糖值上升及胰島素分泌

寡糖有易消化與難消化兩種

寡是「少」的意思。寡糖則是由兩個到二十個單醣結合而成的醣類。

寡糖分為可在腸道中完全消化的「消化性寡糖（熱量的來源）」，還有僅一部分可消化的「部分消化性寡糖」，以及幾乎不會被消化、直接排泄掉的「非消化性寡糖（產生很少熱量）」。

其中最受注目的寡糖是非消化性寡糖，也是大腸雙歧乳桿菌的營養源，能使益菌增殖，有助於增進健康。

【非消化性寡糖的作用】

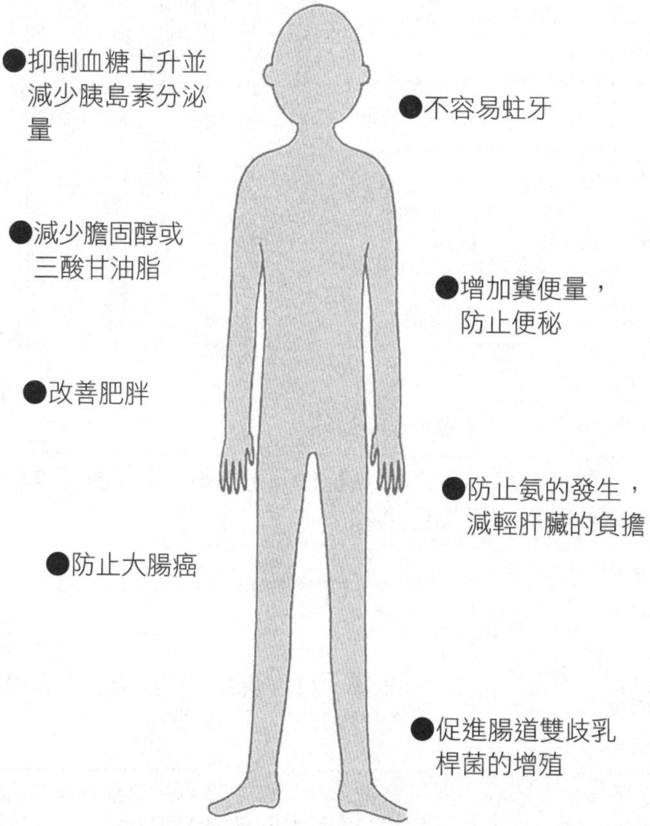
●抑制血糖上升並減少胰島素分泌量
●不容易蛀牙
●減少膽固醇或三酸甘油脂
●增加糞便量，防止便秘
●改善肥胖
●防止氨的發生，減輕肝臟的負擔
●防止大腸癌
●促進腸道雙歧乳桿菌的增殖

非消化性寡糖能抑制血糖上升

非消化性寡糖能節省攝取的熱量，同時包住在腸道內的醣類和脂質，將其排泄掉，所以能抑制血糖或膽固醇和三酸甘油脂等的上升。

橫濱國際生物研究所，讓五名健康男性飲用非消化性寡糖的乳酮醣寡糖和葡萄糖各三十公克，比較血糖值的上升和胰島素的分泌量。

實驗結果，飲用乳糖製成的乳酮醣能抑制血糖上升和胰島素的分泌。此外，也確認了乳酮醣的安全性。

【飯後血糖值的變化】

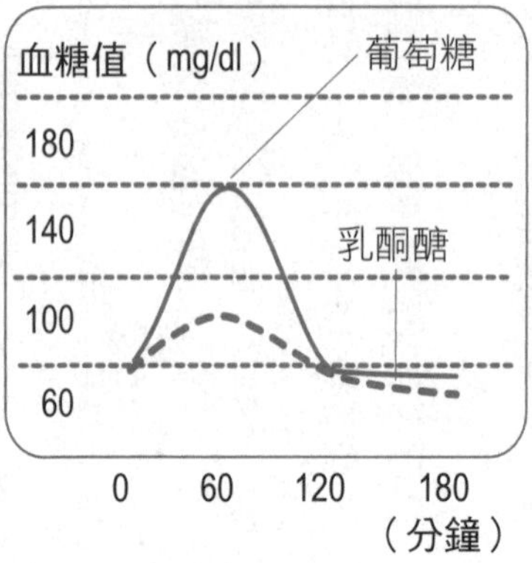

【胰島素分泌量】

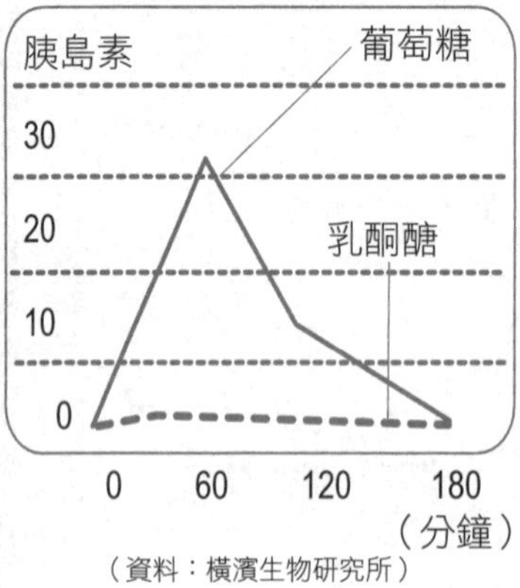

（資料：橫濱生物研究所）

【寡糖的分類】

消化性寡糖（完全消化之後成為熱量）	環狀糊精、海藻糖、麥芽糖、異麥芽寡糖
部分消化性寡糖（只有一部分會被消化）	木寡糖、麥芽三糖
非消化性寡糖（幾乎不會被消化，所以很少能成為熱量）	果膠、抗性澱粉、乳酮糖、半乳糖寡糖、關華豆膠、果聚醣

※所謂非消化性寡糖是：①在小腸不會被消化吸收，②到達大腸時成為雙歧乳桿菌等益菌的食物，③不會成為害菌的食物，因此又稱為機能性寡糖。

〈寡糖的攝取方法〉

●代替砂糖

大量攝取非消化性寡糖會腹瀉，使用過度還會對甜味感覺遲鈍，可能會使得砂糖使用過多，因此要注意不要攝取過多寡糖。

●商品化寡糖的特徵

果寡糖

蔗糖與 1～3 個果糖結合而成的物質。可以當成糖尿病患者的甜味劑。

〈可期待的效果〉

改善便秘、改善高血脂症、不易蛀牙。

異麥芽寡糖

存在於清酒、料理米酒、味噌、醬油等發酵食物及蜂蜜中。

〈可期待的效果〉

改善便秘、不易蛀牙。

大豆寡糖

大豆所含的寡糖類的總稱。由利用大豆蛋白質之後剩餘的殘渣製造出來的，熱量為砂糖的 1/3。

〈可期待的效果〉

少量即可增加雙歧乳桿菌，改善便秘。

半乳糖寡糖

原料是乳糖，利用鹼處理後製造出來的。

〈可期待的效果〉

改善便秘或下痢，幫助蛋白質的消化吸收。

【含有寡糖的特定保健食物】

※注意：寡糖食物熱量很低，甜味很少，因此，如果為了得到足夠的甜味而大量食用，也會使得熱量過多，要注意。

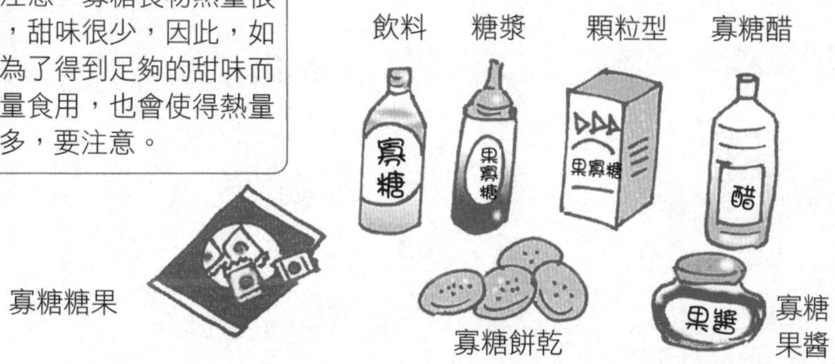
飲料
糖漿
顆粒型
寡糖醋
寡糖
果寡糖
果寡糖
醋
寡糖糖果
寡糖餅乾
果醬
寡糖
果醬

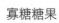

38 營養成分篇 維生素B_1

燃燒醣類為熱量的來源時不可或缺的潤滑劑

醣類轉換為熱量需要的輔酶

水溶性的維生素B_1是從米糠裡發現的，以去除米糠層的白米為主食，會缺乏維生素B_1，稍不留意就可能導致維生素B_1缺乏症，所以平常要積極的攝取維生素B_1含量較多的食物。

維持生命需要熱量。醣類一公克能產生四大卡的熱量，而容易使醣類燃燒的就是維生素B_1。

要使醣類完全燃燒，則每一千大卡需要○．四毫克維生素B_1。

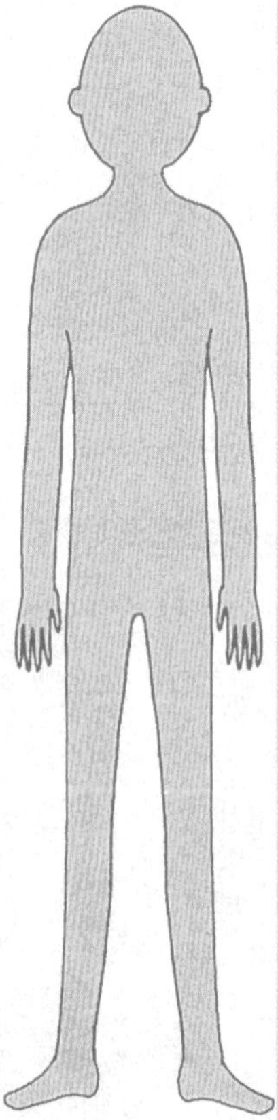

【缺乏維生素B1時】	【維生素B1的作用】
醣類的代謝不良，使血糖上升	提高醣類的代謝
心情鬱悶、缺乏專注力	安定精神
會引起心悸、呼吸困難、心臟肥大	促進成長
容易疲勞	保持心臟的功能正常
肝臟、腎臟功能減退	防止肌肉疲勞
食慾不振，容易便秘、噁心	增進食慾
會得腳氣病	防止腳氣病

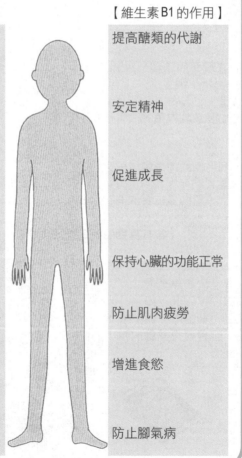

缺乏維生素B_1，血液容易呈現酸性

缺乏維生素B_1時，即使攝取再多的醣類，也無法順利的產生熱量，體內的葡萄糖會累積，結果使血糖升高。

想要提高醣類的代謝，避免血糖上升，一定要有足夠的維生素B_1。

缺乏維生素B_1，血液會呈現酸性，疲勞容易堆積，最糟糕的情況可能會引起腳氣等。

為使葡萄糖有效的燃燒，絕對不能缺乏維生素B_1。

【維生素 B1 含量較多的食物（mg）】

0.78	豬里脊肉 80 g
0.75	豬腿（無脂肪）80 g
0.75	蒲燒鰻 100 g
0.45	去骨火腿 50 g
0.42	叉燒肉 50 g
0.29	糙米飯 180 g
0.28	鱈魚子 40 g
0.25	大豆（乾燥）30 g
0.25	蠶豆（乾燥）50 g
0.25	落花生（乾燥）30 g
0.24	花鯽魚 100 g
0.21	紅鮭魚 80 g
0.19	雞肝 50 g
0.19	帶有魚子的鰈魚 100 g
0.18	鰤魚 80 g
0.17	鯧魚 80 g
0.16	豬肝 50 g
0.16	腰果 30 g
0.16	南瓜子 30 g
0.15	毛豆 50 g

【攝取方式】和洋蔥、蒜、蔥一併攝取，可使效果倍增。

維生素B_1含量較多的食物是糙米、胚芽米、豬肉、大豆製品、肝臟等。維生素B_1易溶於水、不耐熱，因此烹調時容易流失。若攝取過剩會排泄掉，不可儲存，所以每天都要攝取維生素B_1。

洋蔥和蒜所含的蒜素，以及蔥所含的硫化丙烯，能幫助維生素B_1吸收，和維生素B_1一併攝取能使醣類充分燃燒。硫化丙烯也是一種抗氧化物質，能夠防止動脈硬化，故可使效果倍增。

＊根據衛生署國人膳食營養素參考攝取量

【一日所需量】

成年男性1．1mg

成年女性0．9mg

39 營養成分篇 維生素B_2

能夠有效燃燒脂肪，使胰島素的作用正常化

能有效燃燒脂肪，預防肥胖

維生素B_2能夠將堆積在脂肪細胞的脂肪有效燃燒為熱量。對於想要預防肥胖的人而言，這是不可或缺的維生素。

從飲食中攝取到大量脂肪，脂肪轉換為熱量，需要維生素B_2。

維生素B_2是一般人容易缺乏的維生素，尤其外食族或偏食者容易缺乏。

嚴格進行糖尿病飲食療法的人，或肉食較多、脂肪攝取量較多的人，也會缺乏維生素B_2。

【維生素B_2的作用】

- 降低血糖
- 保護黏膜，產生健康的頭髮、肌膚、指甲
- 消除眼睛不適
- 預防口角炎
- 預防動脈硬化
- 解除藥物或毒物的毒
- 幫助人體成長

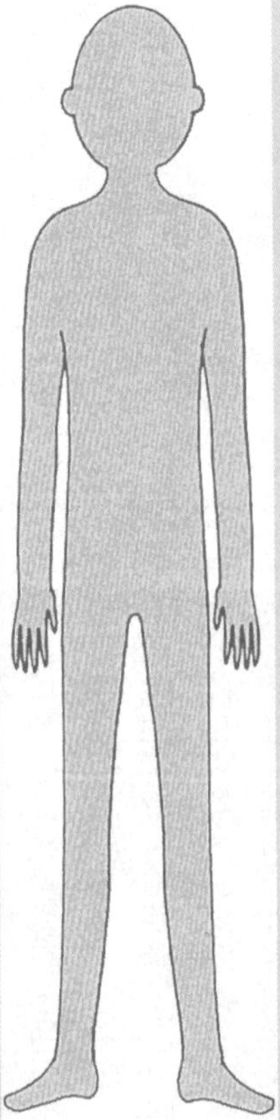

【缺乏維生素B_2時】

- 血糖上升
- 眼睛充血，感覺頭暈
- 容易得白內障
- 容易得皮膚病
- 容易引起口角炎
- 容易得動脈硬化
- 成長期可能會停止發育
- 肛門、外陰部糜爛

與高血脂症及動脈硬化有密切關係

維生素B_2對於膽汁酸與膽固醇的合成、脂肪酸的分解、體內過氧化脂質的分解而言是必要的物質。一旦缺乏維生素B_2，就會引起高血脂症，加速動脈硬化。所以，對於預防糖尿病的併發症而言，維生素B_2是不可或缺的營養。

【含有豐富維生素B_2的食物（mg）】

1.8	豬肝 50 g
1.5	牛肝 50 g
0.9	雞肝 50 g
0.74	蒲燒鰻 100 g
0.43	泥鰍 40 g
0.35	鰈魚 100 g
0.31	牛奶 210 g
0.29	優格 210 g
0.29	鰤魚 80 g
0.29	沙丁魚 80 g
0.28	霸魚 80 g
0.28	納豆 50 g
0.27	杏仁 30 g
0.26	秋刀魚 100 g
0.26	花鯽魚 100 g
0.21	蛋 50 g
0.21	埃及皇宮菜 50 g
0.20	帶有魚卵的鰈魚 100 g
0.19	牛里脊肉 80 g
0.19	豬肩肉（無脂肪）70 g

糖尿病患者B_2容易吸收不良

得了糖尿病，不僅是醣類，連脂肪代謝也不順暢，所以不能缺乏維生素B_2。由於糖尿病患者B_2的吸收率比較低，更要努力補充。

由於脂肪會堆積在脂肪細胞內，脂肪細胞一旦肥大，胰島素的功能就會遲鈍，血液中的葡萄糖無法處理掉，血糖就會上升。

【攝取方式】每天攝取

維生素B_2是從牛奶中分離出來的維生素，因此可以從牛奶或乳製品中有效的攝取到。

此外，蛋、大豆製品、魚、肉類等，都含有B_2，只要好好攝取，就不會缺乏維生素B_2。而即使大量補給，也不用擔心過剩症的問題。

B_2與B_1有關，若大量攝取B_1，會導致B_2缺乏。

【一日所需量】

成人男性1・2mg

成人女性0・9mg

40 營養成分篇 鋅

製造胰島素，降低血液葡萄糖，與味覺和生殖機能有關的礦物質

鋅是製造胰島素的礦物質成分

鋅在體內具有各種作用，據說人體需要鋅的酵素達到二百多種。

鋅對基因本體DNA、RNA、蛋白質等的合成產生作用，細胞更新時不可缺少礦物質鋅。

此外，鋅也是製造降低血液中葡萄糖的胰島素的構成成分，對於糖尿病患者而言，是很重要的營養素。

血糖值較高的人，鎂、鉻和鋅容易排泄到尿液中，所以要注意攝取鋅。

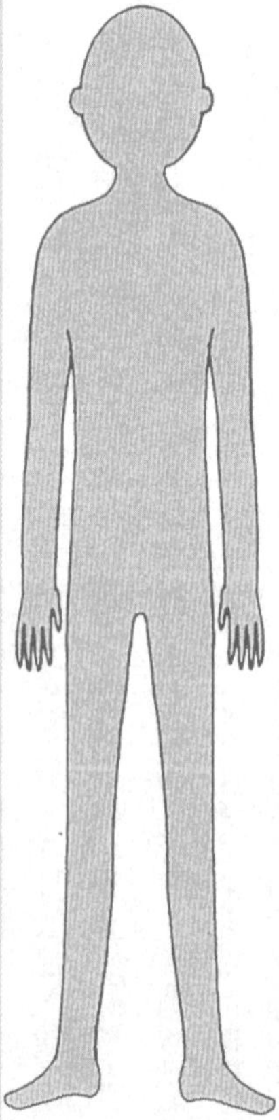

【缺乏鋅時】

- 血糖上升
- 掉髮、肌膚乾燥
- 憂鬱、情緒不穩定
- 味覺異常
- 加速動脈硬化
- 指甲出現白色斑點
- 容易感冒
- 生殖能力減退

【鋅的作用】

- 製造胰島素
- 防止掉髮
- 保持味覺、嗅覺正常
- 促進新陳代謝
- 迅速修復傷口
- 減少膽固醇累積
- 製造生殖所需的荷爾蒙

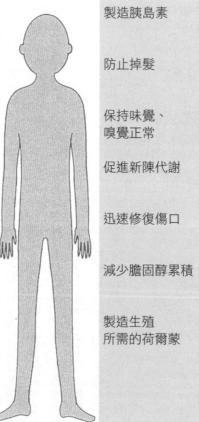

防止感染症，修復傷口

糖尿病患者的血液黏稠、血管脆弱，因此細胞機能及免疫力減退。

糖尿病患者一旦罹患感染症，由於白血球的功能減弱，症狀會嚴重或是延緩治癒。此外，一旦形成傷口就容易化膿，這點要注意。

鋅具有使細胞新生、增殖的作用，能使免疫反應恢復正常，所以能夠預防感染症，迅速修復傷口。

此外，鋅又被稱為「性礦物質」，與生殖能力有關。因為缺乏鋅而造成的性慾減退，使用鋅來治療比較有效。如果是糖尿病併發症造成的性慾減退，因為是神經造成的，所以鋅無效。

【鋅含量豐富的食物（mg）】

9.2	牡蠣（貝類）70 g
4.6	日本牛肩瘦肉 80 g
4.0	小羊肩肉 80 g
3.5	豬肝 50 g
2.7	蒲燒鰻 100 g
2.7	乾魷魚 50 g
2.6	燻肝 50 g
2.6	豬肩脊背瘦肉 80 g
2.5	小章魚 80 g
2.3	蠶豆（乾燥）50 g
2.2	乾鯖魚子 40 g
2.1	罐頭鹹牛肉 50 g
1.9	豬肝 50 g
1.9	干貝 70 g
1.9	罐頭水煮帝王蟹 30 g
1.7	雞肝 50 g
1.6	腰果（乾燥）30 g
1.5	小扁豆（乾燥）60 g
1.4	蕎麥粉 60 g
1.2	鱈魚子 40 g

【攝取方式】外食族要注意攝取

鋅存在於肉類、海鮮類、穀類中，素食主義等極端攝取植物性飲食的人，容易缺乏。

此外，吃加工食物較多或是喝太多酒，也會導致鋅缺乏。

近年由於鋅缺乏而造成味覺障礙（感覺不到味道）的人增加了。外食族及過度減肥的人一定要注意。

喝酒要適可而止，尤其糖尿病患者過度飲酒，會使得血糖控制混亂。一定要多加注意攝取含有鋅的食物。

【一日所需量】

成年男性	15 mg
成年女性	12 mg
容許上限攝取量	35 mg

41 營養成分篇

鎂

改善胰島素的作用，是預防糖尿病不可或缺的礦物質

鎂具有降低血糖值的作用

鎂能使體內三百多種酵素的功能順暢，是保持身體機能正常運作的礦物質。

鎂能使醣類、脂質、蛋白質燃燒成為熱量，使胰島素的功能順暢。

一旦缺乏鎂，不僅胰島素的功能不良，醣類、脂質的代謝也會低落，血糖會升高。

罹患糖尿病患者鎂容易排泄到尿液中而導致缺乏，所以要注意攝取。

【鎂的作用】

- 與醣類、脂質、蛋白質的代謝有關
- 使胰島素的功能順暢
- 調節血液中的鈣含量
- 預防動脈硬化
- 預防心臟病
- 安定精神
- 強化神經

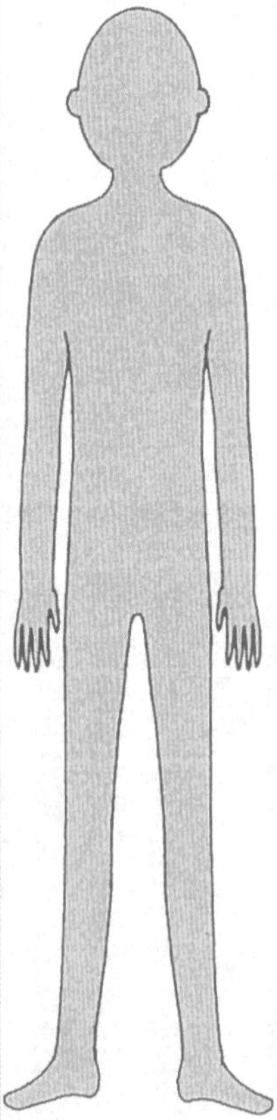

【缺乏鎂時】

- 血糖上升
- 會貧血
- 容易得心臟病
- 食慾不振
- 不安
- 引起神經過敏、肌肉顫抖、肌肉減退
- 血壓下降
- 容易引起動脈硬化

缺乏時容易引起缺血性心臟疾病

鎂會調節細胞中鈣質的量，使血壓穩定，防止鈣質沈著於血管壁，預防動脈硬化。

人體內如果鈣比鎂多，就容易引起缺血性心臟疾病。

因為心臟病而死亡者的心肌，與因為意外事故而死亡的人的心肌相比，鎂較少、鈣較多。

一旦血糖升高，就會加速動脈硬化，而且提高心臟病的危險性。為了預防可怕的心臟病，不能缺乏鎂。

【鎂含量豐富的食物（mg）】

93	杏仁 30 g
85	乾魷魚 50 g
72	腰果 30 g
66	大豆
62	乾羊棲菜
55	乾燥海帶芽 5 g
52	蝦米 10 g
52	油豆腐皮 40 g
52	牡蠣（貝類）70 g
50	納豆 50 g
48	黃豆粉 20 g
47	傳統豆腐 150 g
45	四季豆 30 g
44	玉米 120 g
42	鰹魚（春天捕獲）100 g
41	干貝 70 g
40	鹹乾小沙丁魚 40 g
39	綠紫菜 3 g
37	芝麻 10 g
35	菠菜 50 g

【攝食方式】從身邊的食物攝取

鎂在蔬菜或未精製的米、麥、海帶含量很多。茶和咖啡中也有，可泡茶葉或即溶咖啡。

大量飲酒的人、停經後的女性或使用利尿劑的人，容易引起鎂缺乏，一定要注意。

肉、加工食物或清涼飲料所含的磷，會阻礙鎂的吸收，所以不可以攝取太多。

【一日所需量】

成年男性 360 mg

成年女性 315 mg

容許上限攝取量 700 mg

*根據我國衛生署國人膳食營養素參考攝取量

42 營養成分篇 鉻

協助胰島素處理血液中的葡萄糖、是與糖尿病有密切關係的礦物質

缺乏鉻會引起現代文明病

鉻通常是不容易缺乏的礦物質，但隨著年齡的增長，體內的鉻量會減少。此外，隨著食物的精製，鉻含量也降低，因此容易引起現代文明病。

鉻是與糖尿病有密切關係的礦物質，鉻能使脂質的代謝順暢，具有減少血中膽固醇或三酸甘油脂的作用。

此外，在體內能夠發揮有用作用的是三價鉻，這和在環境污染中成為問題的六價鉻不同。

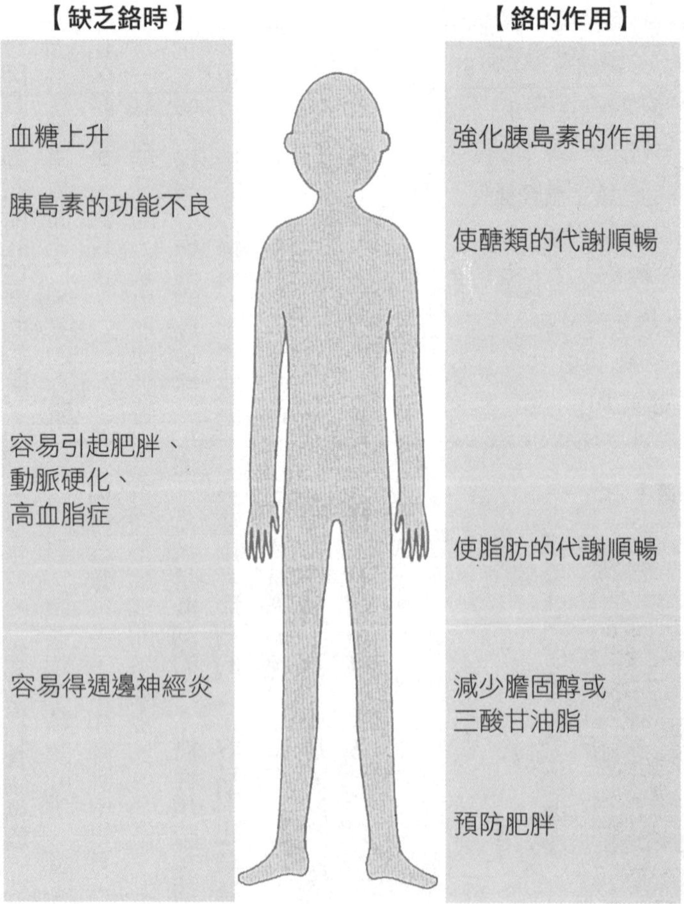
【缺乏鉻時】
血糖上升
胰島素的功能不良
容易引起肥胖、動脈硬化、高血脂症
容易得週邊神經炎
【鉻的作用】
強化胰島素的作用
使醣類的代謝順暢
使脂肪的代謝順暢
減少膽固醇或三酸甘油脂
預防肥胖

強化胰島素的作用，降低血糖值

鉻經由腸內細菌合成為GET鉻化合物，可強化胰島素的作用，提高血液中葡萄糖吸收到細胞內。因此缺乏鉻，胰島素的作用不良，血糖會上升。

長期注射未添加鉻的靜脈營養補充，血糖值會升高，而服用鉻就能夠改善。

罹患輕微糖尿病患者，一天服用鉻二百毫克，就能改善糖尿病。

罹患糖尿病患者，鉻容易排泄到尿液中，因此容易缺乏鉻，所以要多攝取鉻含量豐富的食物。

【鉻含量豐富的食物（mg）】

280	乾芋頭莖 20 g
48	海鰻 100 g
36	蛤仔 80 g
27	乾羊棲菜 10 g
25	鰻魚 100 g
23	皮蛋 100 g
22.5	巴西果（炒過）30 g
19	糙米 100 g
17.4	蕎麥粉 60 g
16.8	旗魚 80 g
16.2	加工乾酪 30 g
14.4	綠紫菜 3 g
14	鰹魚 100 g
12.9	四季豆 30 g
12	牛肝 50 g
11.2	泥鰍 40 g
11	豬肝 50 g
9	傳統豆腐 150 g
8	雞肝 50 g

【攝取方式】運動能夠提高鉻的效果

鉻會因為攝取高糖分食物，或過剩的運動、外傷、懷孕、授乳等而缺乏。

鉻含量豐富的食物，包括未精製的米、麥，以及上表所列的食物，可積極攝取。

運動者使用鉻，能使得攝取的葡萄糖吸收到肌肉內的量提高，可以預防肥胖。

此外，市面上也有販賣鉻的營養輔助食物，通常都存在於減肥用的營養輔助食物中，可以到藥局或健康食品店購買。

【一日所需量】

成年男性 30～35 μg
成年女性 20～25 μg
容許上限攝取量 200～250 μg

43 營養成分篇

γ次亞麻油酸

與內分泌有關 糖尿病患者容易缺乏

利用必需脂肪酸的亞麻油酸，在體內合成

人體無法合成、必須從食物中攝取的脂肪酸，稱為「必需脂肪酸」。

必需脂肪酸有亞麻油酸和次亞麻油酸兩種。γ次亞麻油酸則是在體內由亞麻油酸製造出來的脂肪酸。

γ次亞麻油酸與調節體內環境的荷爾蒙——前列腺素的合成有關，能使血壓、血糖值、血脂質穩定，擴張血管，預防血栓。此外，根據英國的報告顯示，「每四人有一人因為遺傳體質，無法在體內製造出γ次亞麻油酸」。

糖尿病患者不容易製造γ次亞麻油酸

糖尿病患者具有不容易製造出γ次亞麻油酸的體質，因此在治療時要使用γ次亞麻油酸。

飲食中缺乏鎂、鋅、維生素A、B_6、菸鹼酸等，同時酒、砂糖又攝取過多，還有年齡增長、壓力等，都會阻礙γ次亞麻油酸的合成。

【必須脂肪酸在體內的轉換】

亞麻油酸	次亞麻油酸
▼	▼
γ次亞麻油酸	十八碳三烯酸
▼	▼
2 型γ-亞麻油酸	二十碳四烯酸
▼	▼
花生四烯酸	二十碳五烯酸（EPA）
▼	▼
二十碳四烯酸	二十碳四烯酸
▼	▼
二十碳四烯酸	二十二碳六烯酸（DHA）

【缺乏γ次亞麻油酸時】	【γ次亞麻油酸的作用】
血糖上升	降低血糖
容易引起糖尿病的併發症	預防糖尿病的併發症
會得高血壓	調節血壓
動脈硬化	減少膽固醇或三酸甘油脂
容易引起肥胖、心臟病及高血脂症	預防動脈硬化
容易得風溼或關節炎	預防血栓，使血液循環順暢
	預防心肌梗塞
引起自律神經失調症	預防肥胖

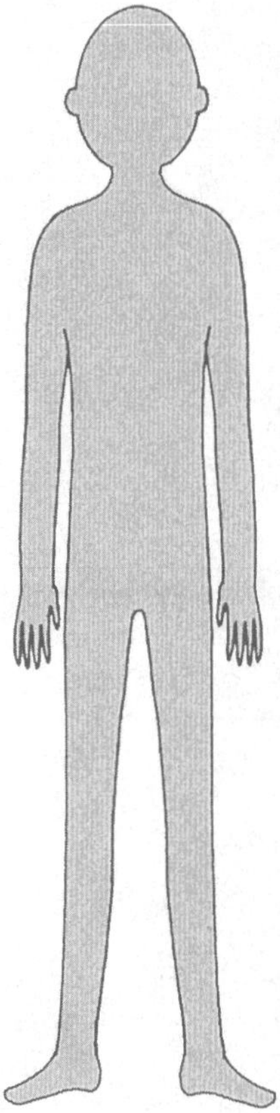

【攝取方式】糖尿病患者要多攝取γ次亞麻油酸含量豐富的食物

一般人只要攝取含有亞麻油酸的植物油就可以了，但是糖尿病患者，亞麻油酸在體內很難轉換為γ次亞麻油酸，所以最好攝取月見草油、紅花油，或是從藍莓中攝取γ次亞麻油酸。

但攝取油過多，可能會造成高熱量，所以要注意。

【健康食品情報】

在日本，市面上有賣含大量亞麻油酸的琉璃苣（Borage）的健康輔助食物。

除了製成膠囊，也製成糖果或調味料等。

44 營養成分篇

抗氧化物質

保護胰臟的β細胞免於自由基的攻擊，使胰島素分泌正常

自由基在體內陸續擴散會造成損害

鐵與氧結合會氧化，生鏽處會破損不堪。同樣的情形在體內也會發生。

醣類或脂質等轉成熱量燃燒時會需要氧，但是副產物自由基，在體內會使得脂質陸續氧化，蔓延全身，引起動脈硬化、心臟病或癌症等。

原本在我們體內有SOD等酵素保護身體免於氧化，但並無法防止自由基的產生，必須從食物中補給抗氧化物質。

【活性氧對於身體造成的損害】

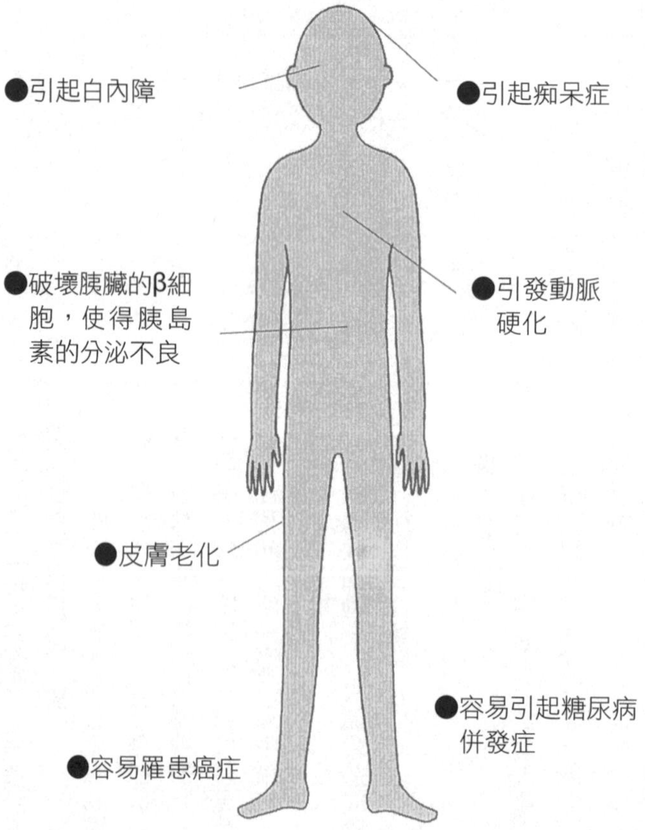
●引起白內障
●引起痴呆症
●破壞胰臟的β細胞，使得胰島素的分泌不良
●引發動脈硬化
●皮膚老化
●容易引起糖尿病併發症
●容易罹患癌症

自由基會損傷製造胰島素的胰臟β細胞

自由基和胰島素的分泌有密切關係，某種程度的自由基對於胰島素的分泌而言是不可或缺的。

但是，自由基過剩，會使得胰臟β細胞受損，無法充分製造出胰島素來。

而且β細胞中能夠消除自由基的酵素比較少，所以當體內自由基過剩，就無法防止自由基的攻擊。

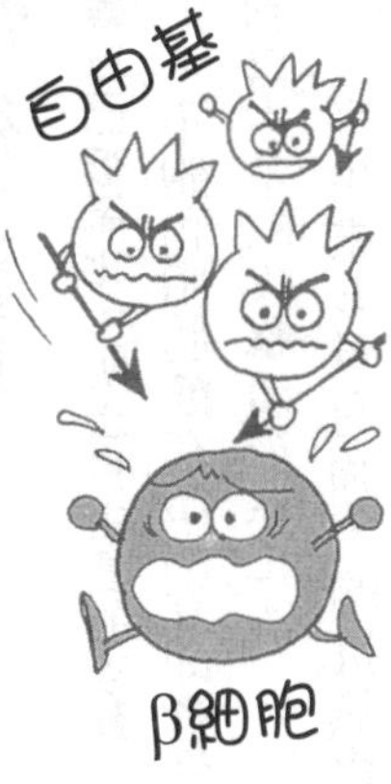

身體生鏽，容易引起糖尿病的併發症

血中的葡萄糖太多，蛋白質會變性，好像砂糖醃漬的狀態一般。

變性的蛋白質會產生自由基，使得視網膜、腎臟等微血管受損，引起視網膜或腎病變，損傷動脈壁，加速動脈硬化。

因此，糖尿病患者比一般人容易動脈硬化的機率高達兩倍。動脈硬化是壞膽固醇ＬＤＬ中特別容易氧化的物質會累積在血管，所以要攝取抗氧化物質來加以防範。

要擊退自由基，不僅要降低血糖值，防止併發症也很重要。

積極攝取能夠抑制自由基的抗氧化物質

能夠擊退自由基的抗氧化物質，包括維生素Ｅ、Ｃ、β胡蘿蔔素、多酚、硫化合物等。

糖尿病患者的血液中過氧化脂質很多，抗氧化物質較少。血糖值較高的人，要趁早積極的攝取抗氧化物質。

【多含抗氧化物質的食物】

酸味

柑橘類、梅子、醋等酸味較強的食物

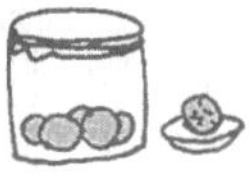

澀味

茶或紅葡萄酒等具有澀味的飲料或食物

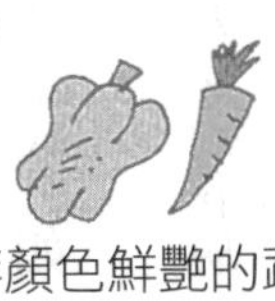

鮮艷的顏色

紅、黃、綠等顏色鮮艷的蔬菜

【主要的多酚種類與食物】

- 多酚
  - 類黃酮
    - 黃酮醇
      - 芸香苷（洋蔥、萵苣、花椰菜）
      - 槲皮黃酮（番茄、蘋果皮、葡萄、橄欖）
      - 藍莓黃酮（蔓越莓、葡萄、紅葡萄酒）
      - 山萘黃素（花椰菜、茶、葡萄柚、韭菜、白蘿蔔）
    - 黃烷醇
      - 兒茶素（茶、可可、紅葡萄酒）
      - 無色花色素苷
    - 黃酮
      - 黃酮
      - 芹黃素（荷蘭芹、西洋芹）
      - 毛地黃黃酮
      - Clipsin（水果的果皮）
    - 異黃酮
      - 大豆黃素（大豆、日本葛）
      - 金雀異黃苷（大豆、日本葛）
    - 黃烷酮
      - Nanigenin（尤加利）
      - Tachyfolin（柑橘果實、花生）
      - 橘皮苷（紅葡萄酒、櫻桃、草莓、葡萄）
    - 花色素原
    - 查耳酮
    - 二苯甲川基苯並呋喃酮
  - 非類黃酮
    - 咖啡酸（咖啡、蘋果、葡萄酒）
    - Crogenin 酸（橄欖油、大豆）
    - 薑黃色素（薑黃）
    - 木聚醣（芝麻）
    - 異牡荊黃素（米）
    - 鞣酸類
      - 前花色素（紅葡萄酒、茶、紫蘇、艾草、鼠尾草）
      - 沒食子硫酸
      - 鞣花酸

多酚

●因紅葡萄酒和可可而備受矚目的抗氧化物質

多酚是存在於植物的葉、花、莖、皮中的抗氧化物質，具有強大抑制自由基的力量，成為防止動脈硬化和癌症的物質。關於這領域的研究十分盛行。

葡萄皮、茄子、藍莓等的紅紫色，以及綠茶的綠色等多酚的顏色，稱為類黃酮。此外，還有兒茶素、皂角苷、木聚醣、薑黃色素等。

如上表所示，多酚有很多不同的種類，大量存在於水果、蔬菜、綠茶、芝麻、大豆、米、咖啡等食物中。此外，水果中的多酚存在於皮的部分，如果要將多酚的效用利用到最大限度，則水果要盡量連皮一起吃。

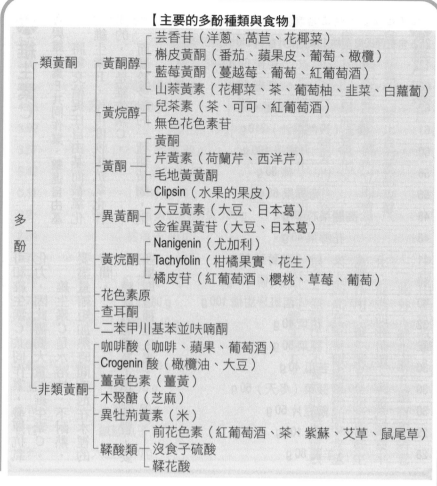

硫化合物

●蔥與十字花科的蔬菜中含量較多

硫化合物是含有硫的化合物。除了蒜和洋蔥等蔥屬的蔬菜之外，十字花科的蔬菜（高麗菜、花椰菜、小油菜、青江菜、羽毛甘藍、蕪菁、細香蔥等）中都有。

蒜和洋蔥具有獨特的氣味，就是硫化合物之一的硫化丙烯的氣味。十字花科的蔬菜中，也含有很多β胡蘿蔔素及維生素C，加上這些作用，能夠發揮強大的抗氧化作用。

【主要的硫化合物種類與食物】

硫化合物
- Aphoen：蒜等
- 色胺酸：洋蔥等
- 蒜素：蒜等
- 丙烯甲基三硫化物：蒜等
- Isociocyanate：高麗菜、白蘿蔔、蕪菁、花椰菜等
- 二丙烯二硫化物：蒜、洋蔥、野薤等
- 環蒜胺酸：洋蔥等
- 硫化丙烯：蒜、韭菜、蔥等

【這些也是多酚類】

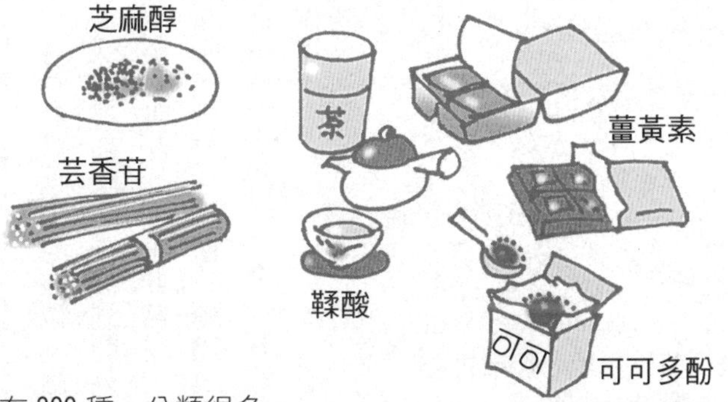

※多酚大約有 300 種，分類很多。

45 輔助食品篇

甲殼素

排泄多餘的醣類和脂質，抑制飯後血糖值上升

使身體的功能恢復正常化

甲聚醣來自甲殼素（Chitin），甲殼素是將蝦或蟹殼加以精製而得到，再進行「脫乙醯化」處理的動物性膳食纖維就是甲聚醣（Chitosan），不會被腸道吸收，能夠排泄掉多餘的醣類或脂質、人體廢物等。甲殼素對整個身體都能夠發揮作用，迅速恢復健康。

【甲殼素的作用】

- 降低血糖值
- 降血壓
- 減少膽固醇或三酸甘油脂
- 預防肥胖
- 增加身體的免疫力
- 改善自律神經的作用

甲殼素能夠減緩飯後血糖值上升的速度

甲殼素是一種膳食纖維，能抑制飯後血糖值上升，減少一天內的變化，容易控制血糖值。

甲殼素具有易溶於弱酸的性質，因此在胃中會溶解於胃液中，與糖混合會產生黏稠的顆粒（微膠粒），保持這種狀態排泄到體外。因此，被腸吸收的糖量非常少。甲聚醣在腸道會包住澱粉等醣類，抑制吸收糖的消化酶（α葡甘露聚醣）作用。

【甲聚醣的製造過程】

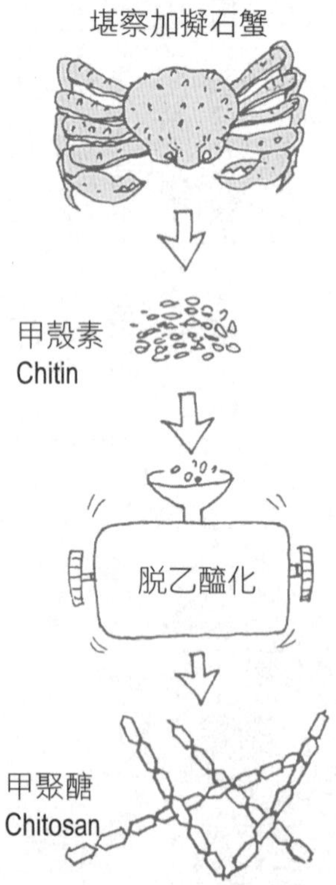

※甲聚醣含有甲殼素，但市售產品大都簡稱為「甲殼素」。

甲殼素能夠有效抑制糖尿病的惡化

根據東京農業大學和田政裕講師的實驗，比較只給予糖的老鼠和一併給予糖和甲聚醣的老鼠，兩者的血糖值，給予甲聚醣的老鼠的血糖值上升受到抑制。此外，甲聚醣也可以抑制因為糖尿病的進行而產生的肌肉蛋白質的分解，改善處理糖的機能，抑制糖尿病的進行。

【甲聚醣改善糖尿病的作用】

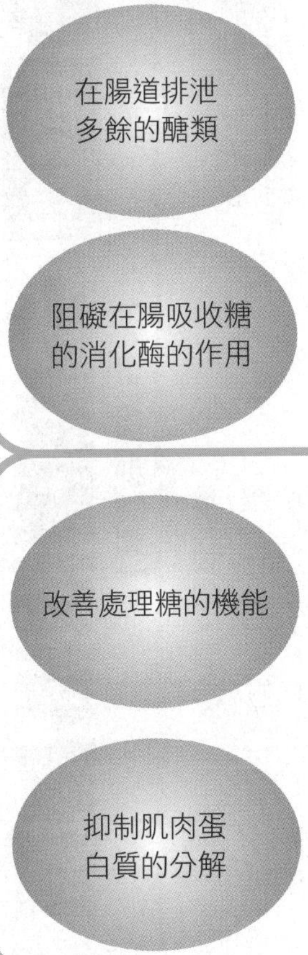
在腸道排泄多餘的醣類
阻礙在腸吸收糖的消化酶的作用
改善處理糖的機能
抑制肌肉蛋白質的分解

改善肥胖及三酸甘油脂血症

甲聚醣也會抑制分解脂質的酵素與脂肪酶的作用，減少腸道吸收的脂肪量，因此能夠降低血中的膽固醇。

在飯前或用餐時攝取甲聚醣，能夠得到飽足感，不只能減少熱量的攝取，同時能夠改善肥胖或高血脂症。

【健康食品情報】

甲殼素是動物性的膳食纖維，是胺基酸的集合體，含有甲聚醣成分，因此，目前已開發各種能夠維持健康的商品。

在市面上販賣的健康食品甲殼素，是以蟹殼為原料做成的，由於具有優良的機能性而備受矚目，可說是現在地球上最後能大量利用的生物資源。

產品有粉末、錠劑、顆粒以及軟膠囊狀。

如果只是為了增進健康，則攝取量依商品標示即可。如果是要改善病情，大約要攝取兩倍的量。

46 輔助食品篇

小麥胚芽萃取劑（α澱粉酶抑制劑）

抑制飯後血糖值上升，防止糖尿病併發症

抑制醣類吸收，防止血糖值上升

從食物中攝取的醣類，藉著唾液腺或胰臟分泌的澱粉酶分解，由小腸吸收。

在穀類、豆類等胚芽的α澱粉酶抑制劑（製品名「小麥胚芽萃取劑」），能阻礙澱粉酶的作用，是抑制醣類的分解及吸收的物質。

米、芋類或豆類等的α澱粉酶抑制劑，和消化液反應需要花幾小時，但是小麥胚芽的α澱粉酶抑制劑，則只要五～三十分鐘就可以產生反應。這麼快的反應，就能夠有效的減輕體重，同時抑制血或血脂質的上升。

【α澱粉酶抑制劑的作用】

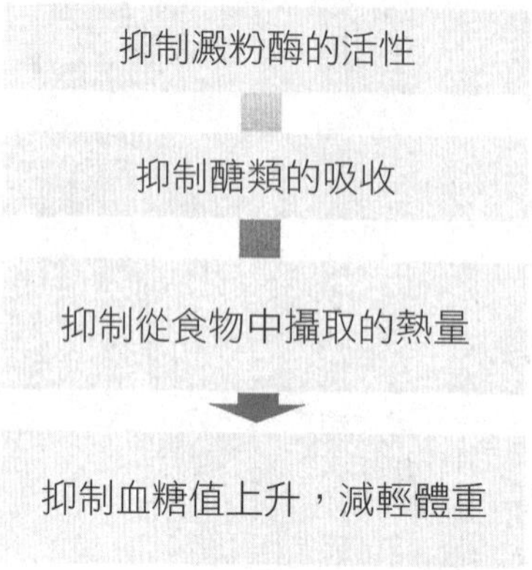

【醣類的消化】

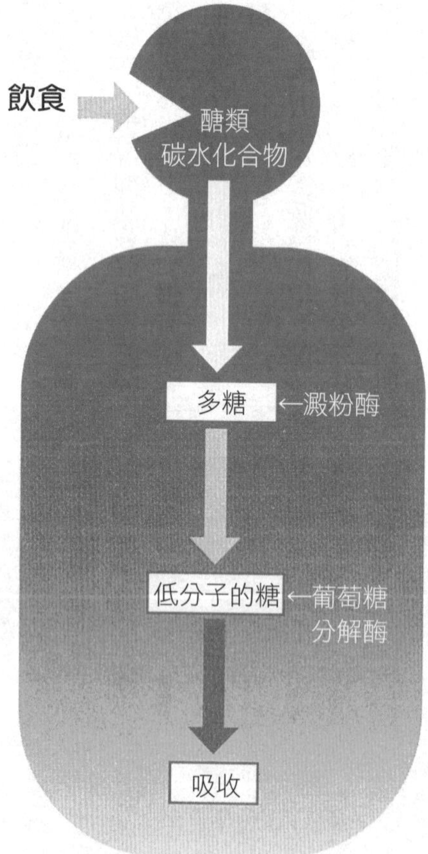

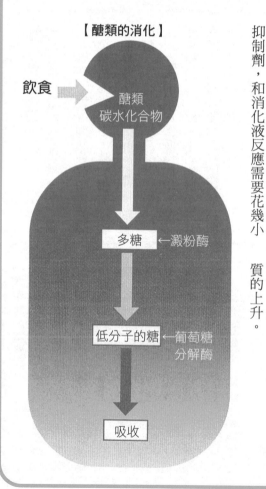

抑制飯後血糖上升，降低 HbA1c

根據我所進行的實驗，證明α澱粉酶抑制劑能夠降低血糖值。第2型糖尿病患者九人、前期患者七人、胰島素功能不良患者五人，服用α澱粉酶抑制劑，八週後測定空腹血糖值、HbA1c值等。

結果如左圖所示，空腹血糖值和HbA1c值都降低了。

【投予 8 週α澱粉酶抑制劑前後的血糖值變化】

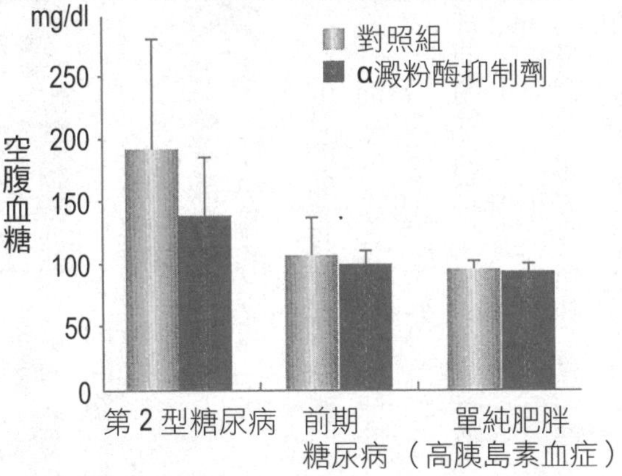

【投予 8 週α澱粉酶抑制劑前後的 HbA1c 變化】

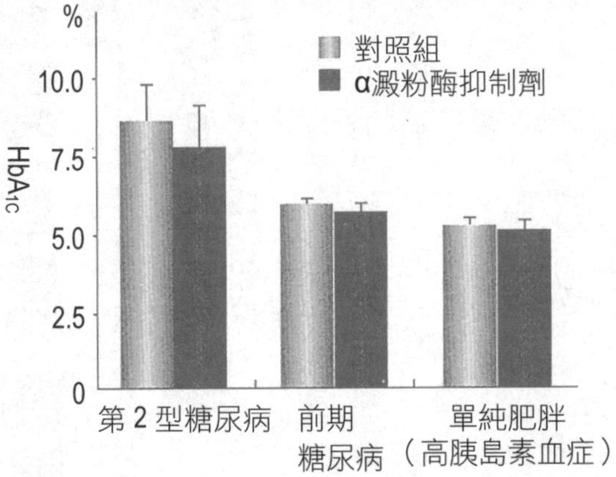

【攝取方式】一天三次，飯前服用

有的患者飲用α澱粉酶抑制劑後排便增加，這對於容易便秘的糖尿病患者而言是好消息。

【健康食品情報】

含有小麥胚芽的健康食品，包括日本最大的日清製粉公司都有開發。

這些都是以降血糖值為目的而研究開發出來的商品，含有能延緩醣類消化吸收的小麥胚芽萃取劑。

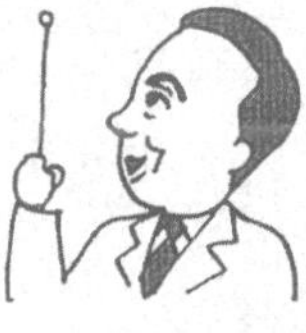

47 輔助食品篇 米胚芽萃取劑

（脂肪酶抑制劑）

抑制小腸的脂肪分解及吸收，抑制血糖上升

米的胚芽成分能夠抑制脂肪在小腸的吸收

三酸甘油酯是甘油和三個脂肪酸結合而成的。從食物中攝取脂肪，在小腸藉著胰脂肪酶，可將三酸甘油酯分解為甘油和脂肪酸而吸收。

甘油嚐起來有甘甜味，是一種醇類，分解甘油會使血糖上升。

植物的胚芽，尤其是米的胚芽中含量較多的脂肪酶抑制劑（米胚芽萃取劑），能夠抑制脂肪在小腸的分解吸收，及體內脂質或醣類的吸收。

比膳食纖維具有更強大的減肥效果

為了檢驗脂肪酶抑制劑對於抑制肥胖的效果以及對於血脂質的影響，因此做了以下的實驗。

將老鼠分為四組，A組與B組給予膳食纖維，C組給予脂肪酶抑制劑，另一組則給予普通的飼料。

結果如次頁圖表所示，給予脂肪酶抑制劑的C組老鼠，體重的增加受到抑制。

【脂肪酶抑制劑的作用】

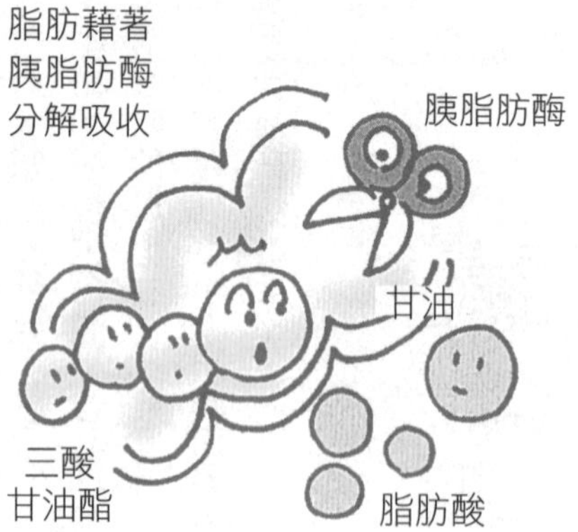

脂肪酶抑制劑能夠阻礙胰脂肪酶的作用，使脂肪不會被分解。

脂肪酶抑制劑不會降低好膽固醇

比較老鼠的血脂質發現，給予脂肪酶抑制劑的老鼠，三酸甘油酯值會大幅度下降。

不過，能預防動脈硬化的ＨＤＬ（好膽固醇），給予脂肪酶抑制劑的老鼠則並未下降。

也就是說，大家都知道膳食纖維能夠改善肥胖或血脂質，但是脂肪酶抑制劑改善肥胖的效果更高，而且不會降低ＨＤＬ，能改善血脂質。

【脂肪酶抑制劑對於體重、血脂質的改善效用】

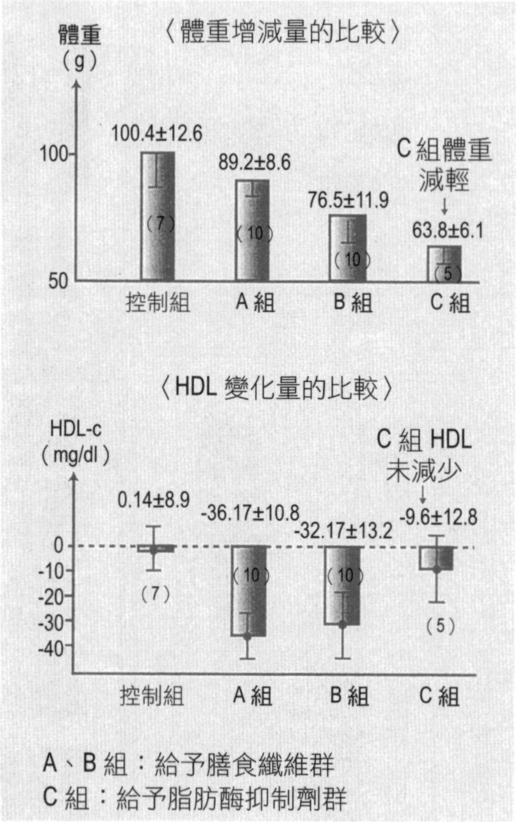

【攝取方式】在吃油膩的料理前，先服用米胚芽萃取劑

吃牛排或油炸食物等油膩的料理前，攝取脂肪酶抑制劑，就能夠有效的減少動物性脂肪的吸收，也能夠減少攝取的熱量，幫助減肥。

●攝取過多，會阻礙脂質或脂溶性維生素的吸收

但是脂肪酶抑制劑攝取過多，則不僅會使脂肪吸收不良，也會阻礙亞麻油酸、次亞麻油酸等對身體有益的脂質及脂溶性維生素Ａ、Ｄ、Ｅ、Ｋ的吸收。

所以一定要遵守產品上所寫的說明事項，適量服用。

48 輔助食品篇

共軛亞麻油酸（葵花油加工物質）

減少內臟脂肪 提高基礎代謝率

燃燒脂肪，增加肌肉

共軛亞麻油酸（CLA）是將紅花籽油、葵花油的亞麻油酸加工製造出來的。雖然只有一點點，但在體內也可以亞麻油酸合成。

要改善使血糖值升高的原因之一的肥胖問題，必須減少脂肪、增加肌肉。

共軛亞麻油酸，能防止脂肪被吸收到脂肪細胞中，也分解掉堆積在脂肪細胞中的脂肪，促進脂肪燃燒。此外，還能夠增加肌肉，提高基礎代謝，創造一個不容易有脂肪堆積的身體。

【亞麻油酸與共軛亞麻油酸的比較】

	亞麻油酸	共軛亞麻油酸
對細胞的作用	旺盛	旺盛
血脂質	減少	減少
致癌作用	太多時會致癌	抑制
氧化	容易氧化	具有抗氧化作用
減少脂肪的作用	無	有
增加肌肉的作用	無	有

【共軛亞麻油酸的作用】

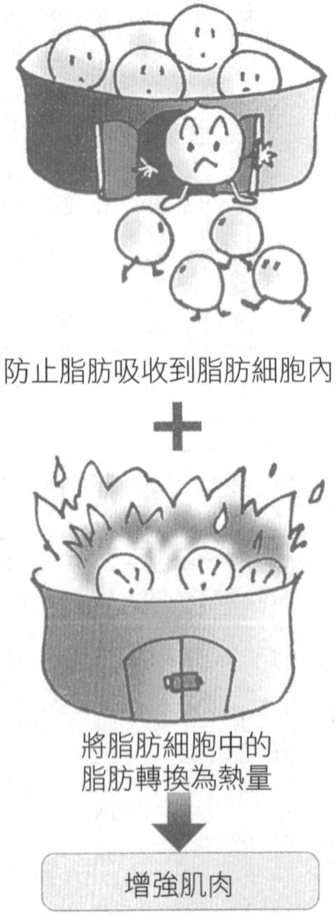
防止脂肪吸收到脂肪細胞內
+
將脂肪細胞中的
脂肪轉換為熱量
增強肌肉

利用共軛亞麻油酸有效的減輕體重

讓接受過幾次飲食指導卻遲遲無法減輕體重的十名患者，在早晚飯前各飲用三公克的共軛亞麻油酸。三個月後，體重平均減少一．五公斤。希望延長減重時間的六名患者，在六個月後減少了三．七公斤。

併發高膽固醇血症的五名患者，三個月內血清膽固醇值下降二一．二mg／dl。

此外，測定肝臟障礙的GTP出現異常值的六名患者，六個月內GTP降低。證明共軛亞麻油酸具有改善脂肪肝的作用。

【利用共軛脂肪酸所造成的體重變化（kg）】

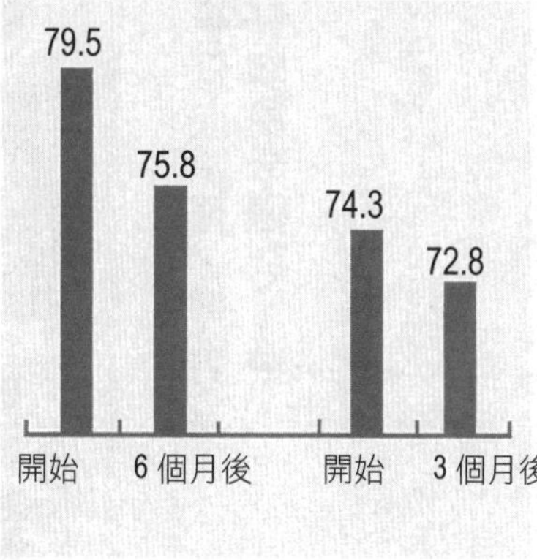

【利用共軛亞麻油酸造成的血清膽固醇的變化（mg/dl）】

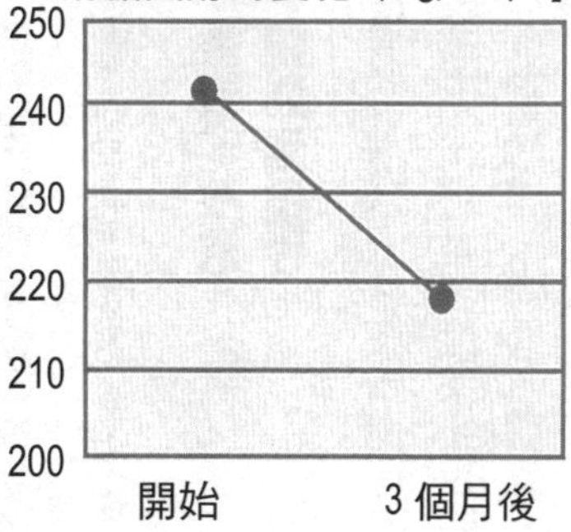

【攝取方式】一天兩次，飯前攝取

要減少飲食的熱量，可同時攝取共軛亞麻油酸。

共軛亞麻油酸增強肌肉的效果要藉由運動才能發揮出來，因此要併行鍛鍊肌肉的運動。

【輔助食品情報】

減肥用的共軛亞麻油酸輔助食品是「Tonalin CLA紅花籽油膠囊」，能夠減少體脂肪，而且無副作用。

對糖尿病患者而言，飲食療法和運動療法是不可或缺的，而有助於達到目的就是輔助食品。

尤其是「紅花籽油膠囊」，具有燃燒脂肪，轉換為肌肉熱量的作用，可以輔助糖尿病患達到理想的減肥效果。

49 輔助食品篇

白番薯

穩定血糖，自古使用的民俗療法

降低血糖值，抑制胰島素過剩分泌

原產於巴西的白番薯（Caiapo）不僅可食用，同時自古以來就做為糖尿病的民間藥使用。白番薯所含的糖蛋白，能夠改善胰島素的分泌量及作用，具有降血糖值的作用。

【白番薯的作用】

- 降血糖值
- 提高胰島素的分泌
- 改善胰島素抗性
- 減少膽固醇或三酸甘油脂
- 改善肥胖

白番薯能改善胰島素抗性

根據日本富士產業所進行的老鼠實驗顯示，白番薯能使不足的胰島素分泌量增加，降低血糖值，同時胰島素效果不彰、出現代償的分泌量增加的「胰島素抗性」也能加以改善（參照左圖）。

糖尿病的治療藥有ＳＵ劑（胰島素分泌促進藥），以及胰島素抗性改善藥等，而白番薯則兼具這兩種作用。

【白番薯的降血糖效果】

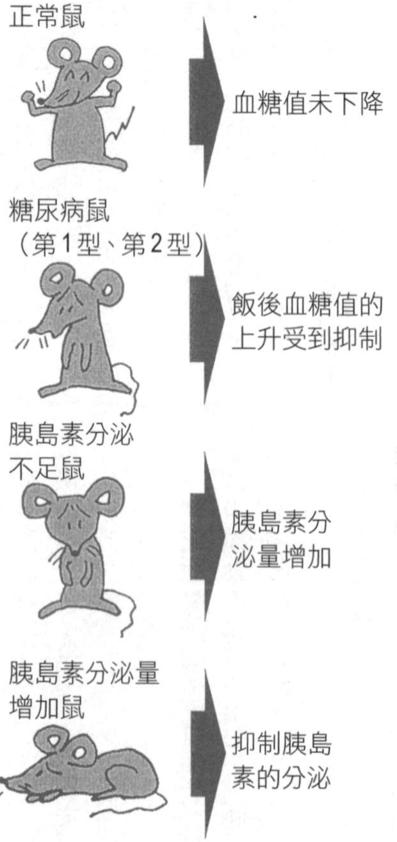

白番薯能夠降低血糖值

大阪外語大學保健管理中心梶本修身先生等人的研究小組，讓第2型糖尿病患者一天各服用白番薯粉的輔助食物四公克、八公克、十公克，觀察血糖值、HbA1c、血脂肪、體重等。

結果如圖表所示，一天攝取八公克白番薯粉的人，血糖值和HbA1c都降低了。此外，這一群人的膽固醇和三酸甘油酯也都降低，體重減輕。不僅是檢查數值有所改善，連全身倦怠感等自覺症狀都有改善。

【血糖值的變化（mg/dl）】

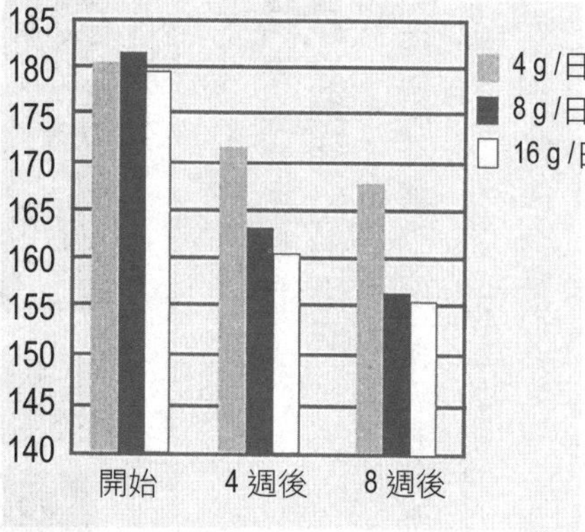

【HbA1c（%）】

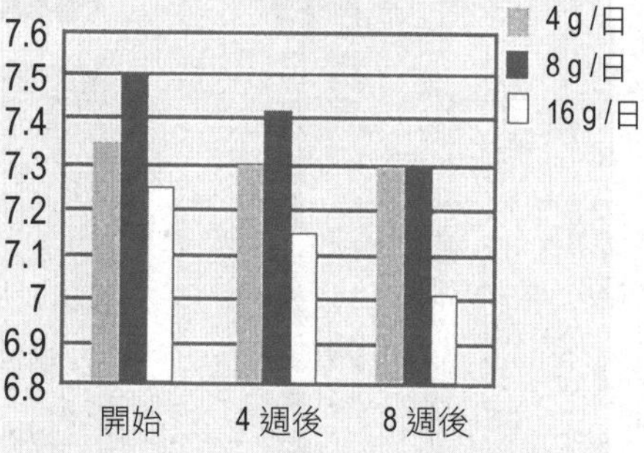

一天8g效果最好

【攝取方式】持續三～六個月

白番薯不會使正常的血糖值下降，因此糖尿病遺傳體質者可用來預防糖尿病，而且輕度糖尿病患者也可以使用。不具速效性，所以要持續使用三～六個月。

【健康食品情報】

白番薯又稱白甘藷、白地瓜，有無數延伸的長鬚根，吸收大量的大地礦物質、維生素而成長，因此有如營養寶庫。製成的輔助食品是白番薯萃取物。除了維生素和礦物質，還含有健康成分酸可溶性糖蛋白（CAF）。

有錠劑和粉末。苦味不強，錠劑比粉末更容易服用。

50 輔助食品篇 卵磷脂

減少內臟脂肪，提高胰島素感受性，使血液中葡萄糖迅速吸收到細胞內

原本是高血脂症治療藥的卵磷脂

卵磷脂（磷脂質）是人體細胞膜或腦的神經傳遞物材料的物質，在蛋黃和大豆中含量很多。

美乃滋是將原本無法混合的醋和油乳化而製成的，就是藉著蛋的卵磷脂使兩者融合在一起。

卵磷脂藉著乳化作用，能夠溶解體內多餘的膽固醇或三酸甘油脂，將其排泄掉，因此可當成高血脂症的治療藥來使用。卵磷脂能使黏稠的血液變得乾淨。

卵磷脂能減少內臟脂肪，提高胰島素的效果

卵磷脂能夠抑制在腸道的脂肪吸收，因此可以減少用餐時攝取的脂肪量，預防肥胖。

卵磷脂也能夠使得堆積在內臟的脂肪乳化，使其排泄掉，避免肝臟製造出太多的三酸甘油脂。

因此，攝取卵磷脂，能夠減少內臟脂肪，恢復胰島素的感受性，同時讓血液中的葡萄糖迅速吸收到細胞內。

卵磷脂能夠抑制因為高血糖而造成血紅蛋白的變性，具有降低HbA1c的作用。

【卵磷脂的作用】

- ●減少內臟脂肪，改善胰島素抗性
- ●減少膽固醇或三酸甘油脂
- ●預防肥胖
- ●預防脂肪肝
- ●防止動脈硬化
- ●預防痴呆症

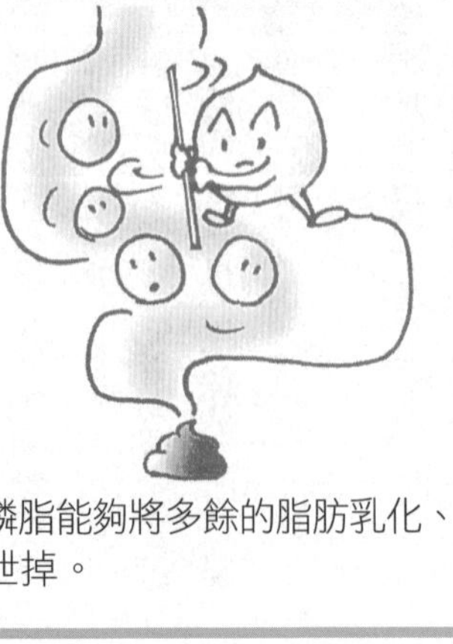

卵磷脂能夠將多餘的脂肪乳化、排泄掉。

鞏固受傷的微血管

視網膜病變、腎病變、神經病變是糖尿病的三大併發症。因為高血糖而使得微血管脆弱，容易出血，因而產生這些併發症。

卵磷脂具有鞏固細胞膜的作用，因此能夠強化微血管壁，防止三大併發症。

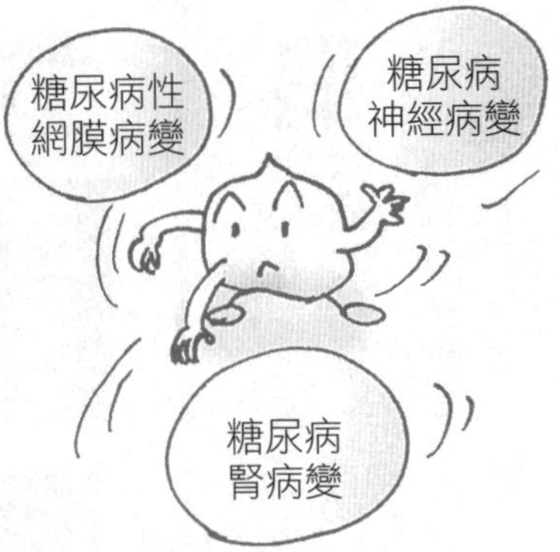
糖尿病性
網膜病變
糖尿病
神經病變
糖尿病
腎病變

卵磷脂能夠強化微血管，防止糖尿病的三大併發症。

預防血糖值太高導致的動脈硬化

膽固醇在肝臟會形成膽汁酸，此時需要卵磷脂。

膽固醇和卵磷脂的量保持平衡，則膽固醇會變成膽汁酸從小腸排泄掉，血中膽固醇值就會降低，預防動脈硬化。

卵磷脂能夠掃除堆積在動脈的膽固醇，具有使好膽固醇增加的作用。

此外，卵磷脂也是腦的神經傳遞物：乙醯膽鹼的材料。因此能夠提高記憶力、防止痴呆症，同時也能夠預防因乙醯膽鹼太少而引起的阿茲海默型痴呆（老年痴呆症）。

【攝取方式】注意熱量

由大豆萃取出的卵磷脂的健康食品，在市面上有販賣。攝取過多不會引起副作用，但是要注意含有的熱量，避免造成熱量攝取過剩。

【健康食品情報】

卵磷脂具有恢復青春的效果，在美國被視為「防止老化的健康輔助食品」，受人歡迎。

在日本，除了膠囊狀的大豆卵磷脂之外，還有添加了蛋白質和維生素E劑的各種健康食品。

顆粒型的製劑，可以混入沙拉或濃湯來服用。而純粹的卵磷脂顆粒，可放入液體溶解。

51 輔助食品篇 西洋小連翹

能夠舒解情緒和憂鬱使血糖值降低

消除壓力、受人歡迎的花草

要抑制因為減肥而造成的焦慮或是日常生活的壓力，最有效的健康食品就是西洋小連翹。

西洋小連翹原產於歐洲到亞洲西部，在美國被視為是「對憂鬱症有效的藥草」，廣受歡迎。又稱為「聖約翰草」。

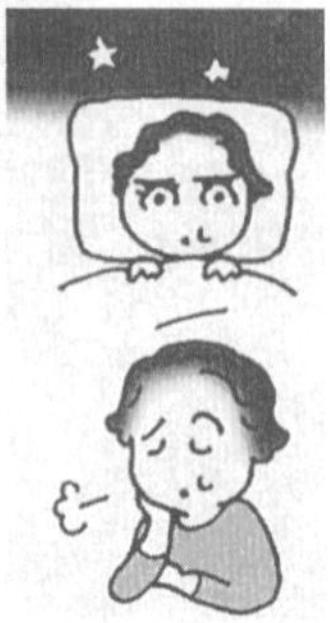

對於失眠或情緒低落有效

抑制焦慮，使血糖值穩定

要解決過度疲勞、失眠或人際關係等壓力問題，則血糖值的穩定非常重要。

在承受壓力，交感神經會興奮，使得腎上腺素或新腎上腺素等荷爾蒙的分泌亢進，結果胰島素分泌受到抑制，而會使得腎上腺皮質荷爾蒙或升糖素等分泌亢進，造成血糖值上升。西洋小連翹能使腦中的多巴胺或血清素等物質增加，改善日常生活的情緒失調，修復因為壓力而受傷的心靈。因此，能使因為壓力而混亂的內分泌功能穩定，使血糖值下降。

【壓力會造成血糖值上升】

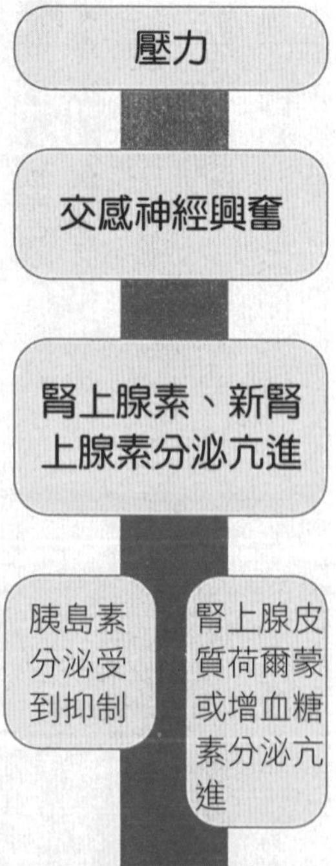
壓力
交感神經興奮
腎上腺素、新腎上腺素分泌亢進
腎上腺皮質荷爾蒙或增血糖素分泌亢進
胰島素分泌受到抑制
血糖值上升

抑制食慾，預防因為壓力造成的暴飲暴食

西洋小連翹（弟切草）具有抑制食慾的作用，因此具有減肥。

此外，承受壓力，就想要吃東西或喝酒。西洋小連翹能夠抑制這種「想吃」、「想喝」的衝動，避免吃太多、喝太多，導致肥胖或高血糖。

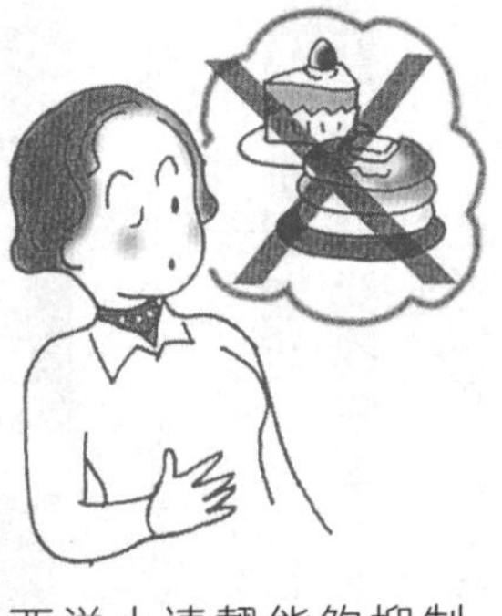

西洋小連翹能夠抑制「想再吃一點」的慾望

併用其他的藥草更能提高放鬆的效果

與西洋小連翹併用，具有鎮定作用的藥草（左表），在料理、茶或芳香療法中能夠提高效果。

藥草含有類黃酮或鞣酸等抗氧化作用的物質，可納入飲食生活中。

【具有鎮定作用的藥草（效用）】

洋甘菊（鎮靜失眠、焦躁）
牛至（消除疲勞）
鼠尾草（治療失眠、消除身心疲勞）
羅勒（抗憂鬱、消除壓力）
迷迭香（消除身心疲勞）
歐薄荷（改善失眠、不安神經症）
玫瑰（抗憂鬱、消除壓力）

【攝取方式】服用時要向醫師諮商

有「快樂營養輔助食品」之稱的西洋小連翹，只要使用一個月，就能使心情開朗。從少量開始使用，無效再增量。但偶爾會出現溼疹、發癢、倦怠等、情緒不穩等症狀。

如果出現胃腸不適的現象，則可改在飯後服用。此外，它含有會降低各種藥物效果的成分，所以要和醫師討論後再使用。

【營養輔助食品情報】

含有西洋小連翹的營養輔助食品，就是 St. John Swort（聖約翰草）等，為了便於服用，因此採用硬膠囊包裝。

52 輔助食品篇 高麗蔘

含有豐富的皂角苷、鎂、核酸，能夠改善胰島素的作用

高麗蔘是能夠延命長壽的生藥

即使不熟悉中藥名稱，但相信沒有人不曾聽過「高麗蔘」吧。高麗參自古以來就被當成治療疾病與恢復體力的珍貴藥材。高麗參是屬於五加科的植物。

【高麗參的作用】

- ●降低血糖
- ●提高身體的免疫力
- ●提高新陳代謝
- ●消除疲勞
- ●預防肥胖
- ●預防動脈硬化和心臟病

高麗蔘具有降低血糖值的效果

經由現代醫學進行分析，發現高麗蔘含有對於癌症、風溼、肝炎等各種疾病有效的成分，而糖尿病也是其中之一。

日本愛媛大學的奥田拓道教授，讓糖尿病患者服用高麗蔘，結果出現患者的血糖值降低或治療藥胰島素減少等例子。

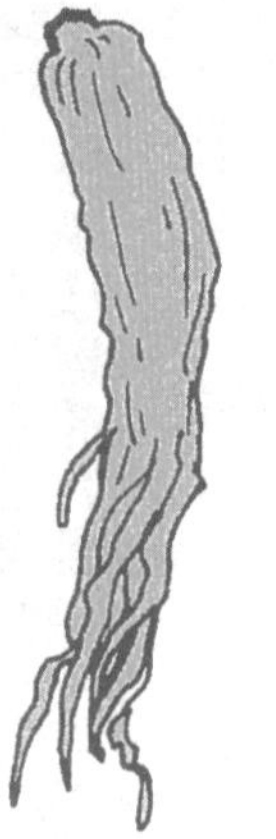

含量豐富的有效成分改善胰島素的作用

高麗蔘所含的成分，能夠有效降低血糖值的就是「皂角苷」、「鎂」、「核酸」。

這些成分能夠提高胰臟機能，改善胰島素的作用。

【高麗蔘所含的有效成分】

皂角苷	●提高胰島素的作用
鎂	●成為胰島素的材料
核酸	●提高胰島素的作用 ●使脂質或醣類的代謝旺盛

對第2型糖尿病有效

高麗蔘對於胰島素作用不足的第2型糖尿病有效。

雖然對於在胰臟無法製造胰島素的第1型糖尿病無效，不過可以改善口渴、全身疲勞、多食、多尿等糖尿病症狀。

並具有使心肌的功能旺盛的作用，能夠預防糖尿病的併發症心肌梗塞。

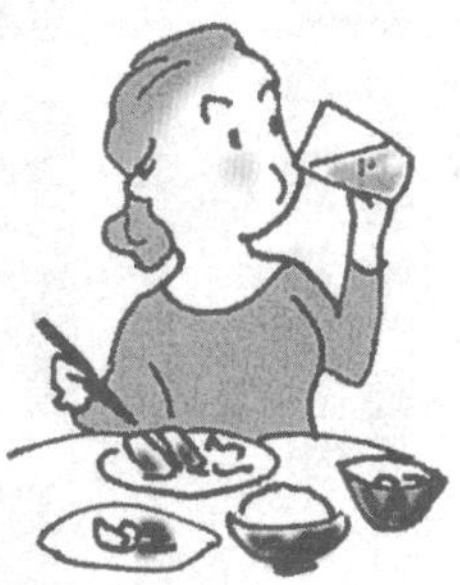

有些人在服用前要先向醫師諮詢

高麗蔘能夠提高新陳代謝、改善多尿的情形，因此依疾病的不同，可能會使某些病情惡化。

如果出現左述症狀，要和醫師商量或是停止服用。

此外，長期持續服用，可能會出現失眠、心悸、血壓上升、頭痛等症狀，這時就要中止服用。

也可以併用西藥。

【服用高麗蔘必須注意的人】

- ●出現強烈過敏的人
- ●會盜汗的人
- ●因高血壓或血氣上衝而頭暈的人
- ●因感冒而發燒時
- ●膿疱化膿時

【最好避免服用的情況】

- ●因腎功能障礙而尿量減少時
- ●有水腫時

【攝取方式】煎生藥服用

煎煮法最有效，但忙碌的人也可以使用錠劑、粉末、人蔘茶或濃縮液等。在中藥店則可以買到生藥。

生藥泡滾水，蓋上蓋子，過夜即成，也可以用在料理中。

【健康食品情報】

最上等的高麗蔘是韓國產的六年生。購買時要確認是經由大韓民國政府機關檢查合格的製品，而且要到值得信賴的藥局購買。

生藥以外的高麗蔘則可以在藥局或健康食品店買到。

53 輔助食品篇

靈芝

具有類似胰島素的作用，能夠降低血糖值

自古以來被視為長生不老仙藥的靈芝

靈芝也在世界最古老的藥學書《神農本草經》中登場，自古就被視為強壯及長生不老的仙藥，備受重視，是多孔菌科的菇類。天然品很難買到，不過一九七〇年京都大學糧食科學研究所成功的進行人工栽培，現在已經普及了。

【靈芝的作用】

- ●降低血糖
- ●減少膽固醇
- ●降血壓
- ●防止動脈硬化
- ●增強免疫力
- ●防癌
- ●保護肝臟

具有類似胰島素的作用，能夠降低血糖

菇類含有膳食纖維等能夠有效預防現代文明病的成分，尤其靈芝含有豐富的多醣體（膳食纖維），能夠降低血糖、血壓、膽固醇，同時可提高免疫力、防癌。

靜岡大學的水野卓先生，對於以人工方式誘發血糖升高的老鼠，投與由靈芝浸出的多醣類萃取劑，結果發現具有降血糖作用。

此外，愛媛大學的奧田拓道教授，利用動物實驗證明了靈芝的降血糖作用並不是促進胰島素的分泌，而是靈芝本身具有類似胰島素的作用。因此，對於幾乎不會分泌胰島素的第1型糖尿病而言，靈芝也很有效。

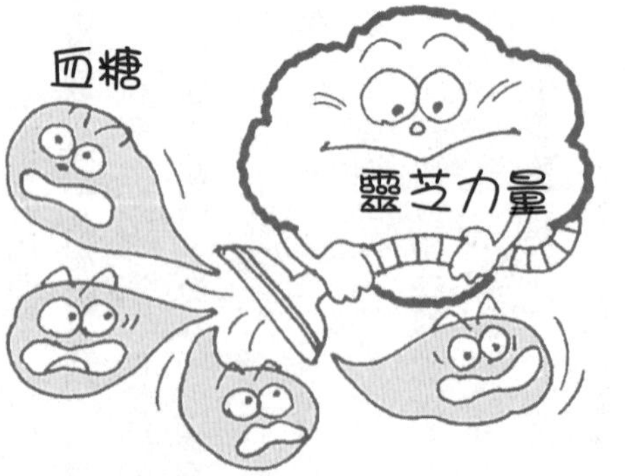

靈芝具有類似胰島素的作用，可將血糖吸收到細胞內。

使血液循環順暢

靈芝在中醫稱為「除舊血的生藥」，具有改善血液循環的效果。血液乾淨，就能夠提高身體原本具有的自然治癒力，使身體恢復正常狀態。

例如提高免疫力，防止罹患感染症，同時能夠清掃累積在血管壁的膽固醇，防止動脈硬化。

糖尿病患者容易得感冒等感染症，一旦罹患就很難治癒。此外，也比普通人更容易加速動脈硬化的進行，因此可以嘗試靈芝。

【血液循環順暢，可以改善的症狀】

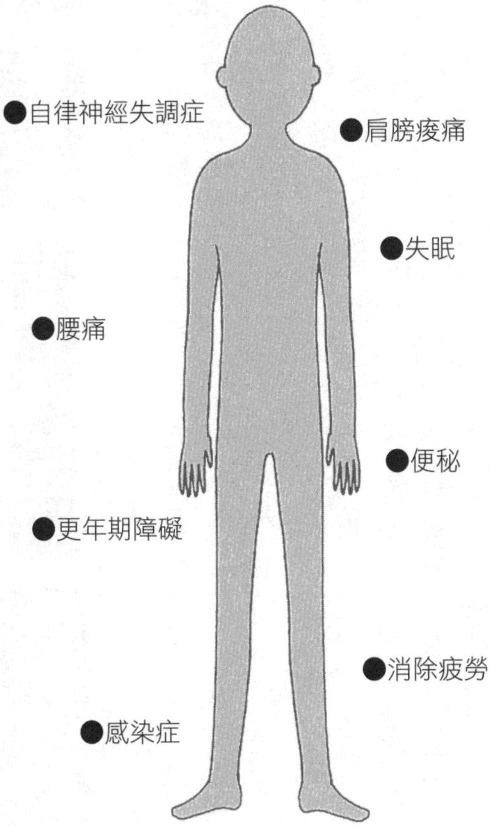

【攝取方式】傘愈大愈有效

在中藥店或健康食品店可以購買到乾燥品。傘含有很多有效成分，要選擇傘大而又具有光澤的靈芝。

乾燥品一天大約十五公克，浸泡在水中，飲用煮出液。苦味愈強者效果愈大。此外，也有靈芝精、靈芝膏、顆粒狀、細粒狀、糖衣錠等。效果比較緩慢，至少要持續使用一個月。建議糖尿病潛在患者或是輕微糖尿病患者使用。

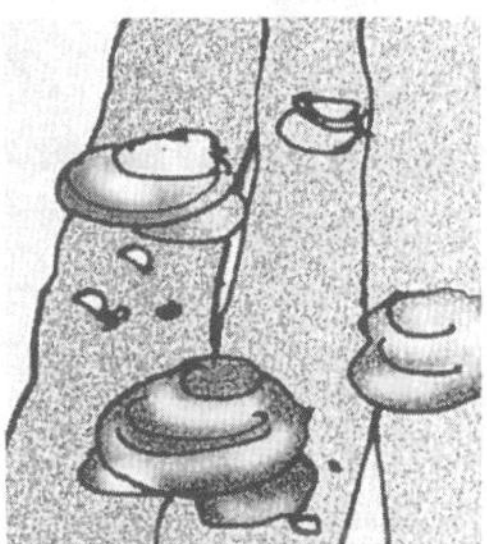

靈芝是多孔菌科的菇類

54 運動篇 有氧運動

減少內臟脂肪，提高胰島素感受性，使葡萄糖轉換為熱量

運動包括有氧運動與無氧運動

運動有暫時停止呼吸、一口氣使出全力的「無氧運動」，以及有節奏的呼吸、花時間慢慢進行的「有氧運動」。短跑、舉重、打網球都是無氧運動。無氧運動容易損傷肌肉。此外，因為運動而發生的疲勞物質乳酸會變為尿酸，提高血中的尿酸值，因此在擔心現代文明病的年齡，最好不要常做這種運動。

而有氧運動則包括走路、跑步、游泳、騎自行車、跳舞等。如果要降低血糖、預防及消除肥胖，「有氧運動」比較有效。醫師也積極建議大家多運動。

【有氧運動的種類】

輕度

放鬆肌肉使熱量燃燒，但如果不能每天長時間進行就無效（例如散步、打高爾夫球、打保齡球、使用吸塵器、輕鬆的庭園工作、跳社交舞等）。

中度

比輕度運動消耗更多熱量，與高強度的運動相比，能夠進行長時間的運動。受傷的危險性較低，所以適合較多人（例如用普通速度走路等）。

高強度

能夠燃燒更多熱量，但卻不能夠長時間持續的運動（例如競走、慢跑、跳繩、騎自行車、跳躍、舞蹈等）。

有氧運動能夠提高胰島素的作用，降低血糖

有氧運動能夠有效的將堆積在內臟的脂肪轉換為熱量。

肥胖的人胰島素的感受性遲鈍，無法順暢調節血糖值，但當內臟的脂肪減少，感受性就會恢復。

因此，不僅是血糖值會下降，血壓也會穩定。

有氧運動能使三酸甘油脂減少、好膽固醇增加，具有預防動脈硬化的效用。血糖值較高的人比一般人更容易罹患動脈硬化，所以最好進行有氧運動。

【有氧運動的效果】

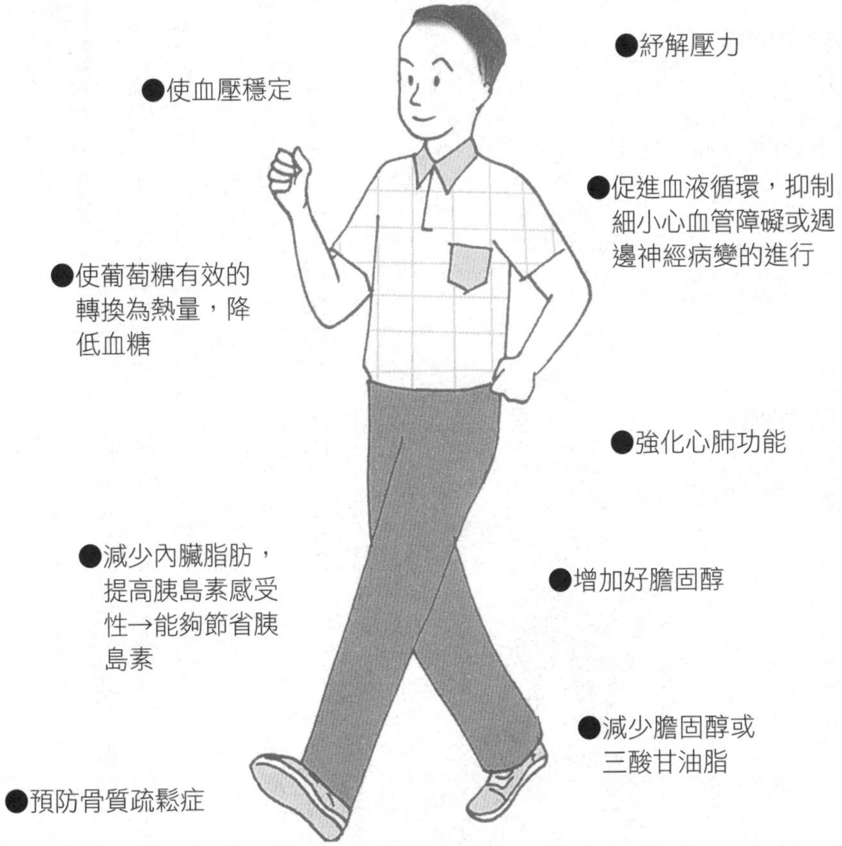
●紓解壓力
●使血壓穩定
●促進血液循環，抑制細小心血管障礙或週邊神經病變的進行
●使葡萄糖有效的轉換為熱量，降低血糖
●強化心肺功能
●減少內臟脂肪，提高胰島素感受性→能夠節省胰島素
●增加好膽固醇
●減少膽固醇或三酸甘油脂
●預防骨質疏鬆症

運動要持續二十分鐘以上才有效

每一次運動要持續二十分鐘以上，一天總計進行一小時才有效。這是因為運動二十分鐘後，才會提高燃燒脂肪的效率。

這是不是說二十分鐘以內的運動就毫無意義呢？也不是如此。只要十分鐘的運動，就能使脂肪燃燒。

在日常生活中多運動，慢慢的增加運動量較好。

除了稍後介紹的「家事體操」之外，飯後清洗餐具也是一種運動。總之，「多活動」就能有效的改善高血糖。

開始運動前要先接受醫師檢查

對於想要下定決心運動的人而言，下面的敘述也許是給你當頭澆一桶冷水，但是長年持續高血糖、高血壓或罹患心臟病的人，在開始運動前，一定要先接受醫師的診斷。

醫院或健康檢查中心，會藉著健康檢查或體力測驗等，計算適合你的運動強度，指導進行運動的方法，叫做「運動菜單」。

健康者，也可以請醫師為你製作運動菜單，這可以成為持續運動的鼓勵之道。

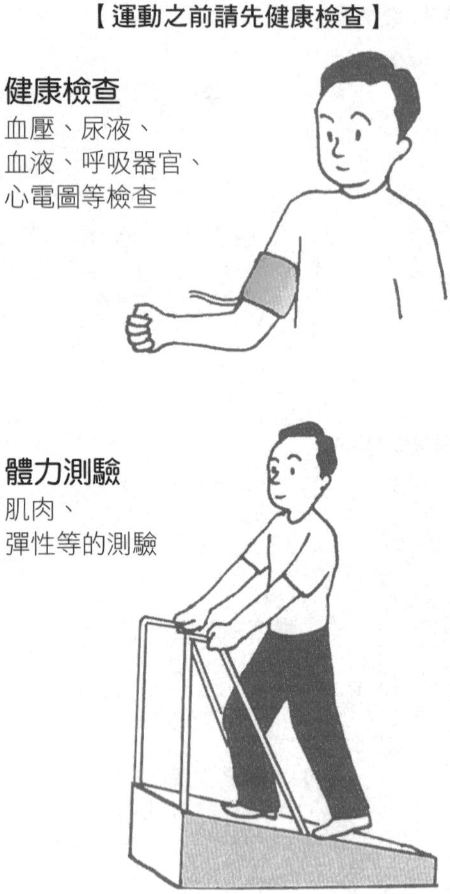

【運動之前請先健康檢查】
健康檢查
血壓、尿液、血液、呼吸器官、心電圖等檢查
體力測驗
肌肉、彈性等的測驗

運動的激烈程度以能夠微笑、聊天較適當

曾經擔任運動選手的人，在運動方面容易強調「競爭」和「耐性」，但是降血糖值的運動，不能夠競爭，也不能夠勉強。

最好是以能夠和旁人或路人邊微笑邊聊天的步調，輕鬆的進行較好。

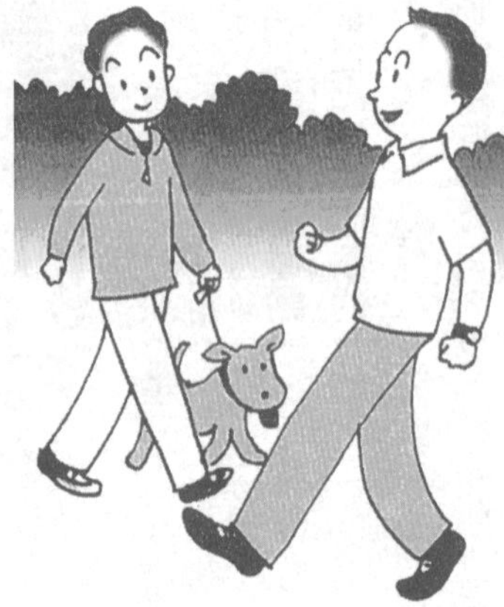

了解適合自己的運動強度

在此介紹由心跳次數，了解適合自己運動的強度。

在運動中隨時測量脈搏，求知目前進行的運動太強或太弱。如果脈搏跳動次數超過六〇%，就必須放慢步調。

【計算 1 分鐘心跳次數的方法】

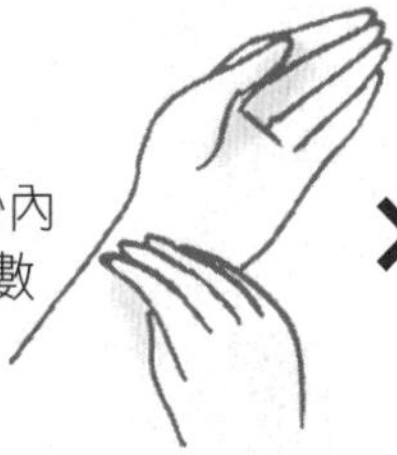

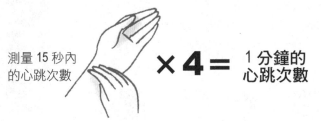

測量 15 秒內的心跳次數 **×4＝** **1 分鐘的心跳次數**

【計算目標心跳次數的方法】

50%強度的運動：(220 －年齡) × 0.5 ＝☐ 次
（最初是以這個強度來進行運動）

60%強度的運動：(220 －年齡) × 0.6 ＝☐ 次
（一般以這個強度為目標）

75%強度的運動：(220 －年齡) × 0.75 ＝☐ 次
（在不勉強的情況下，可以進行這種強度的運動）

最大強度的運動：220 －年齡＝☐ 次
（不能夠長時間持續，而且危險性很高，不適合做為運動療法）

身體狀況不好的日子不要勉強，請休息

身體狀況不好的日子不要勉強做運動，否則可能會發生意外事故。若有以下的情形，就要暫時停止運動。

●有點發燒
●有腹瀉、噁心的現象
●心跳次數一分鐘九十次以上
●有心悸、胸痛的現象
●全身倦怠、頭暈
●下肢水腫

或者是在運動時發生下列情形：

●頭痛、頭暈
●發冷、發汗
●胸悶
●腳抽筋
●比平常容易疲倦

出現這些症狀，就要中止運動，接受醫師的檢查。

55 運動篇 伸展運動

安全舒適的運動，運動前後一定要做伸展運動

伸展運動的重點

- 不可以加諸過多的力量或是反彈力太大
- 一邊吐氣，同時一個動作花 100 秒來完成
- 在感覺舒服的狀態停下來，不要做到感覺疼痛才停
- 要將意識集中在使用的肌肉上

頸部

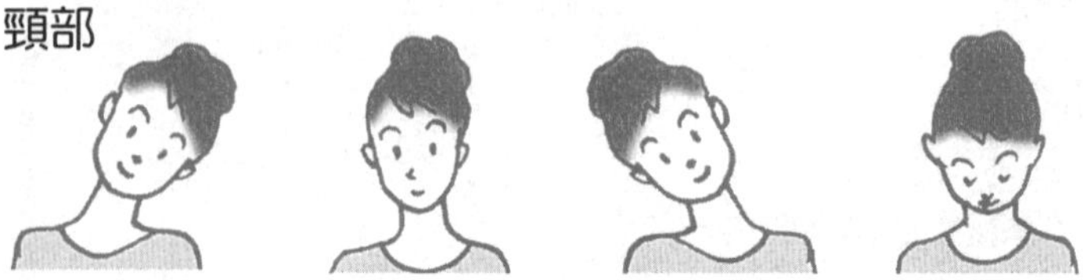

①頸部向左傾　②還原後向右傾　③向前傾

髖關節

腳底貼合，用手抓住，拉向髖關節

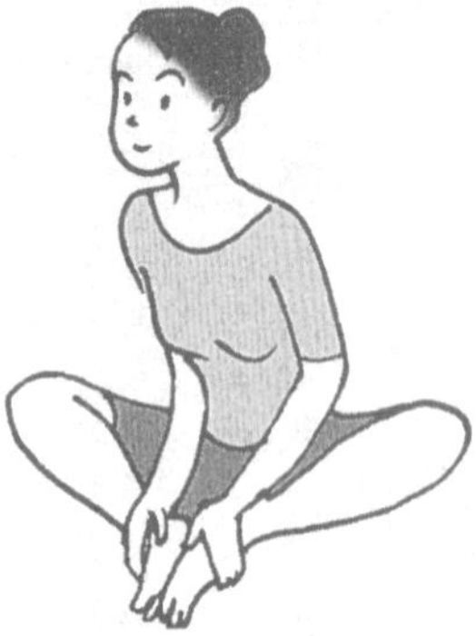

背部、臀部、大腿

膝不要彎曲，抓住腳，身體往前傾

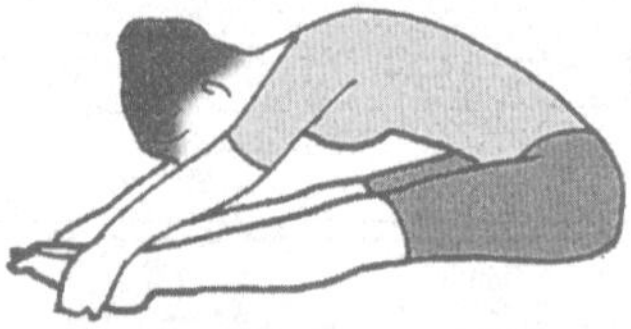

大腿前伸

單腳彎曲，身體向後仰。對側也要進行同樣的動作

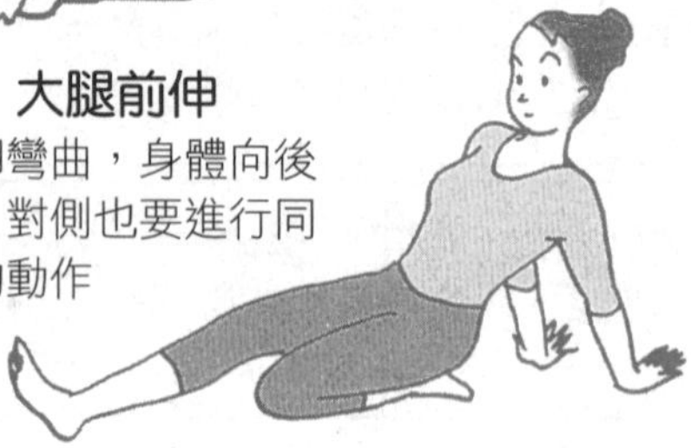

運動前的伸展運動，對於防止運動中的事故而言是不可或缺的

不可以一開始就做運動，一定要先做暖身運動，也就是伸展運動，將「接下來要開始運動囉」的訊息傳遞到肌肉及心臟。

利用伸展運動伸展肌肉及韌帶，使關節活動順暢，可以防止在運動中受傷。此外，藉著伸展運動使得心跳次數慢慢提高，對心臟不會造成太大的負擔。

做伸展運動，若是覺得「身體和平常不一樣」，當天就不要運動或是減少運動量。

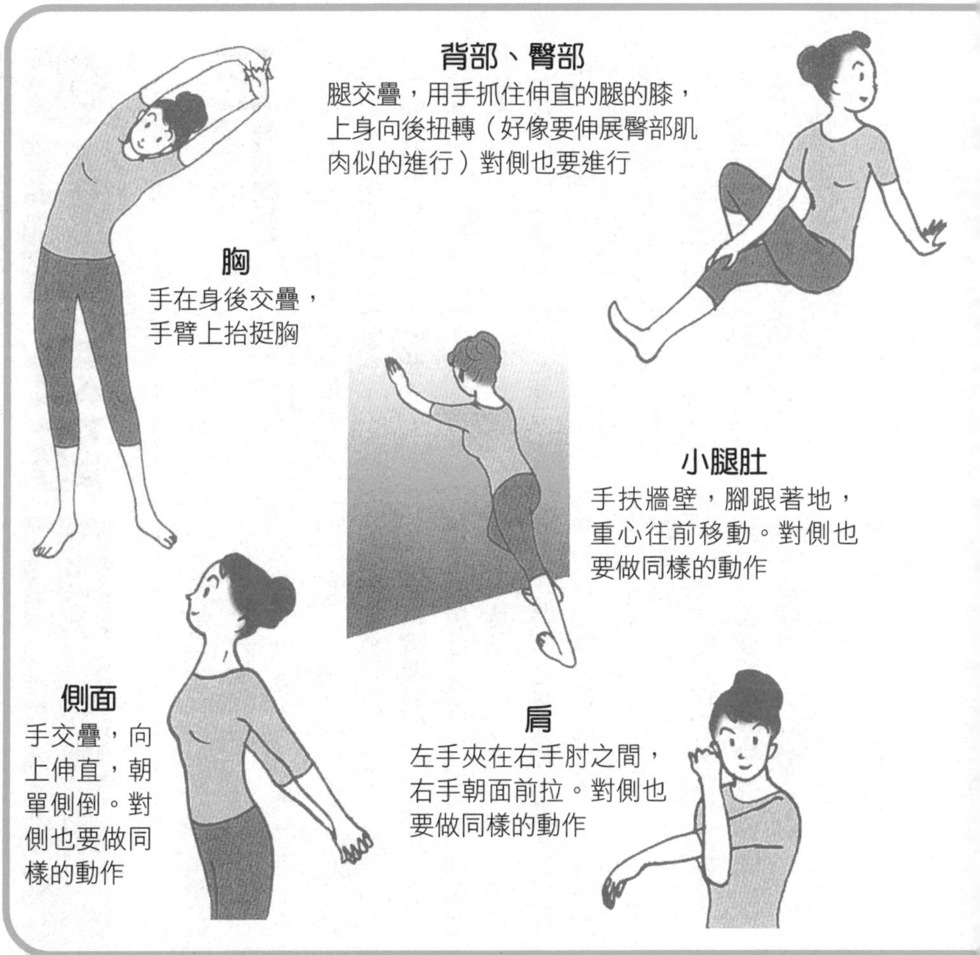
背部、臀部
腿交疊，用手抓住伸直的腿的膝，上身向後扭轉（好像要伸展臀部肌肉似的進行）對側也要進行
胸
手在身後交疊，手臂上抬挺胸
小腿肚
手扶牆壁，腳跟著地，重心往前移動。對側也要做同樣的動作
側面
手交疊，向上伸直，朝單側倒。對側也要做同樣的動作
肩
左手夾在右手肘之間，右手朝面前拉。對側也要做同樣的動作

運動後的伸展運動能夠迅速消除肌肉的疲勞

運動結束時不要立即停止，要慢慢的減緩步調。走路也要慢慢的減速。

運動後不要忘記做伸展運動（恢復運動）。伸展運動與運動前的方法一樣。

運動後肌肉溫熱，更容易進行伸展運動，可以比運動前多花點時間來做。

運動後的伸展運動，能使累積在肌肉的乳酸等疲勞物質解除，這樣才不會讓疲勞累積在體內。一定要做。

56 運動篇 走路

最普及的減少內臟脂肪的有氧運動

正確走路有效運動

走路，只要有鞋子就能夠辨到，是最簡單的有氧運動。

對於想要減少內臟脂肪的人，建議各位進行這種運動。就從今天開始吧！

●一次以二十分鐘為目標，最初一週進行二～三次

首先，用比平常更大的步伐、更快的速度走二十分鐘，同時輕輕彎曲手肘，輕輕擺盪手臂。這是走路的基本方法。這樣才能夠提高有氧運動的效果。如果走路方法不正確，就無法達到運動的目的。

若是二十分鐘太勉強，那麼折半做十分鐘也無妨。

習慣以後，一天總計走一小時。最初一週走兩三次。不要太過勉強才能夠持之以恆。

走路時要經常測量脈搏，確認是否已經達到自己目標的運動強度。（請見175頁）

走路時心跳次數為最大運動強度的五〇％，習慣之後，可以達到六〇～七〇％。

●鞋子與襪子

一開始要穿容易走路的鞋子。為了保護腳避免被磨破或起水泡，一定要穿純棉的厚襪子。

寫走路日記

開始進行走路運動之後，要將當天走路的時間、步數、大致的距離、心跳次數、身體狀況等記錄下來。如果出現與平常不同的資料，就可以作為迅速察覺身體異狀的線索。

【走路日記】

月日	步數	距離	脈搏	身體狀況
＼				
＼				
＼				
＼				
＼				
＼				
＼				

【正確走路的重點】

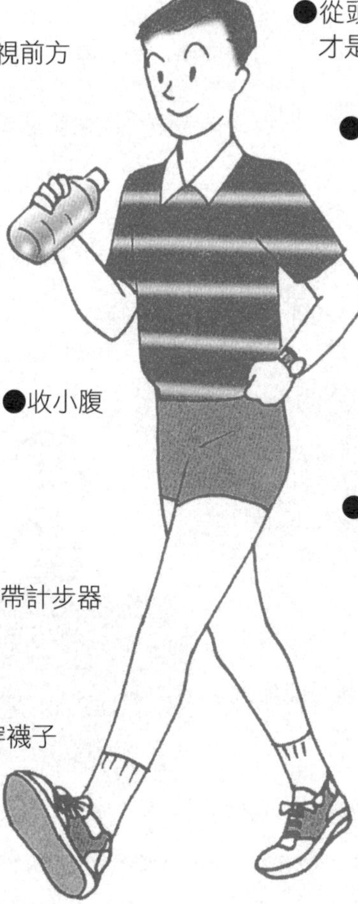
●兩眼凝視前方
●從頭至腰部重心垂直，才是正確的姿勢
●不要忘記多補充水分，一覺得口渴就要喝水
●擺盪手臂，肩膀不要上下移動
●容易活動的服裝
●手肘彎曲成 90 度，以手肘為支點輕輕擺盪
●收小腹
●持續進行 20 分鐘以上較有效
●帶計步器
●一定要穿襪子
●穿容易走路的鞋子

【選鞋的方法】

走路鞋、慢跑鞋等運動鞋都不錯。買鞋要在一天當中腳最大的傍晚時刻去買。

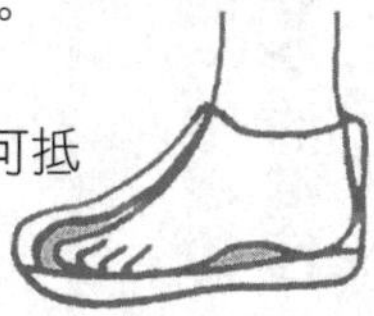

選擇鞋底較厚、較穩固的鞋子

●腳跟先著地，然後腳尖踢地

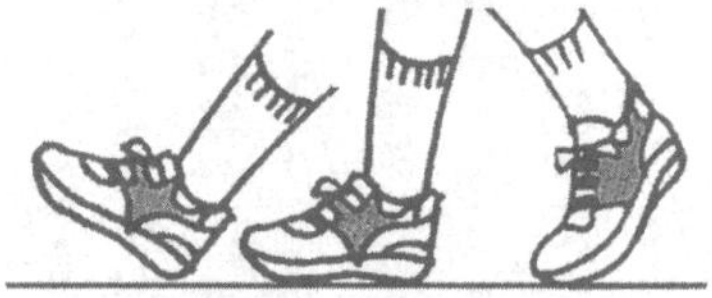

●步伐盡可能拉大，最好是身高（cm）－ 100 以上

57 運動篇 水中漫步

水的浮力能夠減輕腰或膝的負擔

【水中漫步的重點】

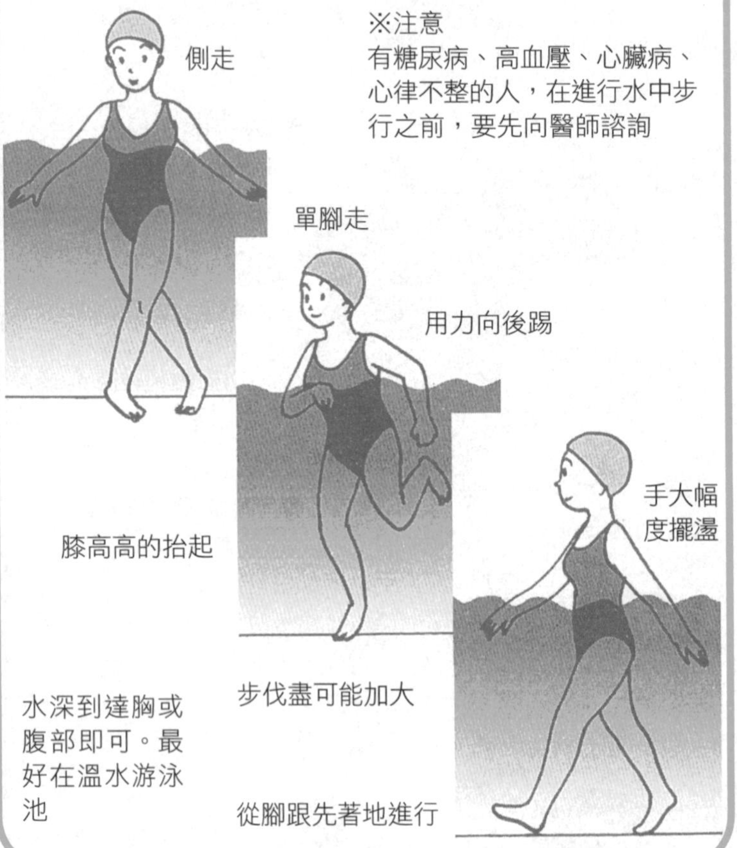
※注意
有糖尿病、高血壓、心臟病、心律不整的人，在進行水中步行之前，要先向醫師諮詢
側走
單腳走
用力向後踢
手大幅度擺盪
膝高高的抬起
步伐盡可能加大
水深到達胸或腹部即可。最好在溫水游泳池
從腳跟先著地進行

肥胖或腰痛、膝痛的人也能夠安全的進行

走路是很安全、方便的運動，但對於肥胖或有腰痛、膝痛等毛病的人，會造成反效果。

這時最好進行水中漫步。利用水的浮力，不會對腰或膝造成體重的負擔。而且受到水的阻力，能夠有效的消耗熱量。

從向前走開始，手臂大幅度擺盪，抬高膝，能夠接受水的阻力，提高運動效率。

也可以嘗試側走、單腳走、用腳跟走路等。

58 運動篇 阻力訓練

增加安靜時的熱量消耗量，消除肥胖

【增加肌肉的阻力訓練】

肩、手臂

站在門邊，雙手將門框往上推，保持30秒（手搆不著，最好使用較低的檯子）

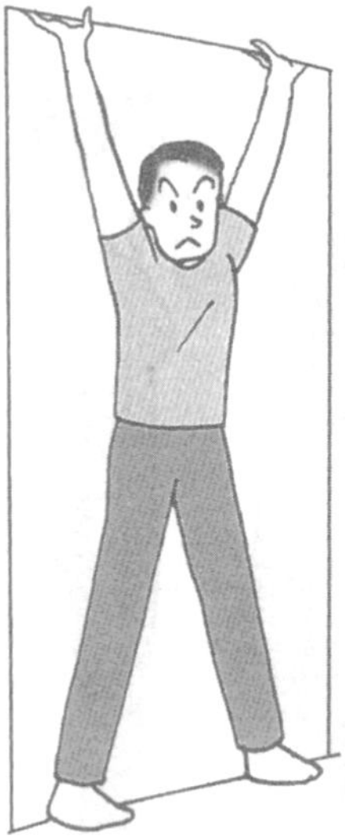

手臂

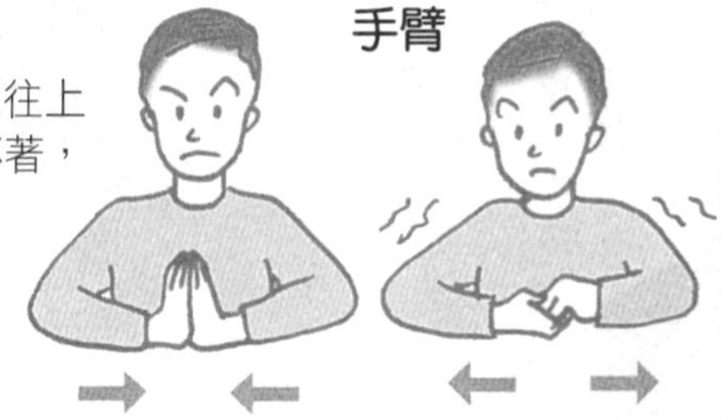

左右手掌對合，用力互推15秒（共10次）

左右手指交疊，用力互拉（更換交疊方式各 10次）

大腿、腹肌

單腿筆直上抬，保持 30 秒。對側也要進行同樣的動作。

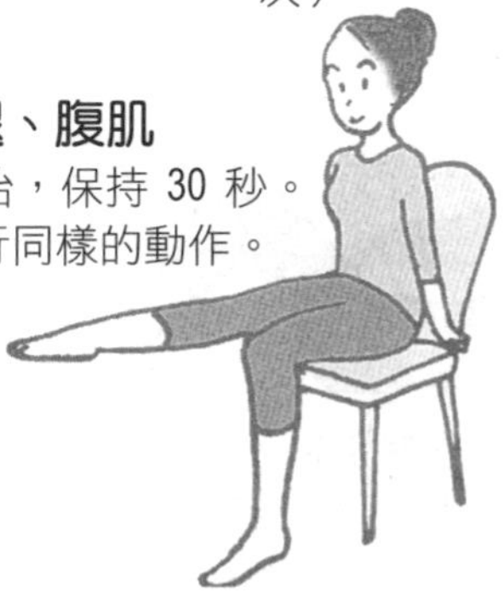

對摺的毯子蓋在膝下，單腳上抬 10cm，保持 30 秒。對側也要進行同樣的動作

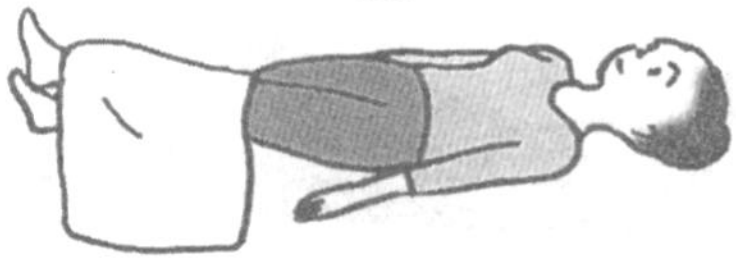

創造肌肉 防止肥胖

人體即使在靜止，也會消耗熱量，而且大半是由肌肉消耗熱量。但因為運動不足而肌肉減少，多餘的熱量就會成為脂肪堆積下來。

相反的，若產生肌肉，就算靜下來的時候，熱量的消耗量（基礎代謝量）也會增多，脂肪不易堆積。

此外，進行如上圖所示的靜力訓練運動，就能夠創造肌肉。

習慣以後，也可以進行如次頁所示的積極增加肌肉的運動。

60 運動篇 家事體操

勤做家事是美容與健康的秘訣，只要注意就能燃燒脂肪

家事是創造健康的運動

有很多人不喜歡做家事，但看左表就可以知道，打掃、洗衣、曬被子等，都能有效的消耗熱量，是非常好的運動。

每天勤做家事，不僅能把家裡收拾得乾乾淨淨，同時能使累積在體內的脂肪燃燒掉，得到健康，具有一石二鳥的作用。把辛苦的家事當成「運動」，還能充滿活力。

提高家事的運動效果，可以嘗試次頁的方法。

【做家事消耗 80 kcal 熱量的時間】
（體重 60 kg 的女性）

購物（一般步行）	25 分鐘
購物（疾走）	18 分鐘
打掃（用吸塵器）	29 分鐘
拖地	18 分鐘
洗衣（洗衣機）	35 分鐘
洗衣（手洗）	24 分鐘
曬衣服	24 分鐘
折棉被	18 分鐘
曬被子	18 分鐘
煮飯	37 分鐘
燙衣服	31 分鐘
擦鞋子	36 分鐘
拔草	26 分鐘
背孩子走路	24 分鐘

用餐後馬上收拾餐具

有人說「吃飯之後躺下來休息」，但這是指糧食不足的時代，為了避免浪費營養，保存能量而採取的有效方法。

在現代的飽食時代，有肥胖或高血糖煩惱的人，一定要減少體內累積的熱量。

用餐時經常是站著、坐著，但飯後立即收拾餐具，就能夠增加消耗的熱量，避免脂肪堆積在體內。

此外，飯後做輕鬆的運動也有效。

購物

左右拿重量平均的東西，
吐氣時抬起，吸氣時放下

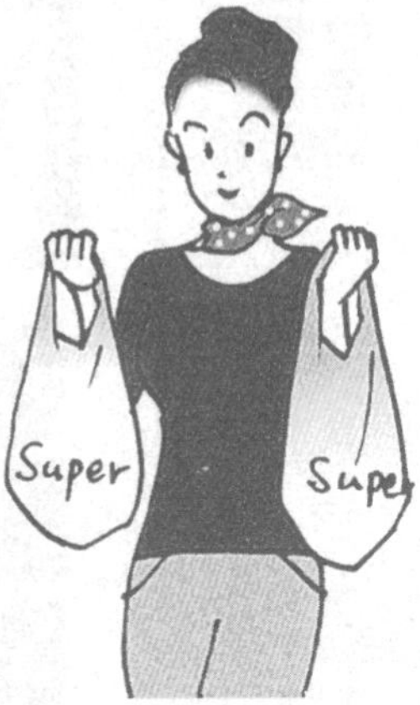

擦玻璃

①雙腿稍微張開，吸氣時慢慢蹲下
②吐氣時則慢慢伸直身體

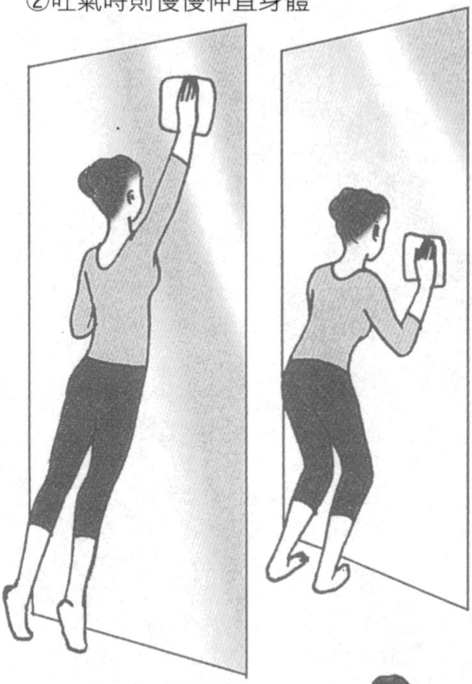

洗餐具

扶著流理台，吐
氣時腳跟上抬，
吸氣時腳跟放下

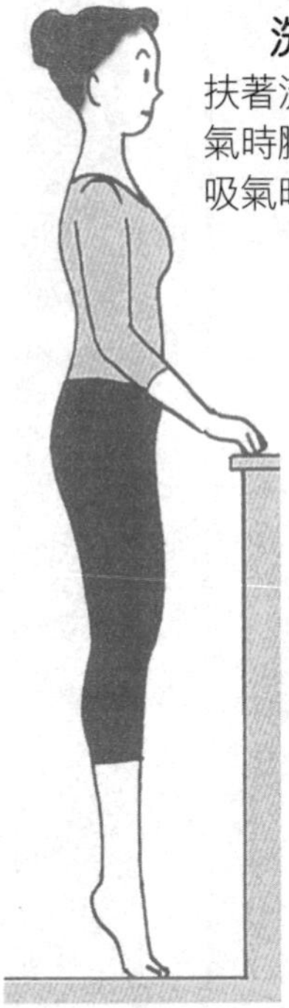

擦地

擦地是熱量消耗很
多的家事，除了用
手，用腳也有效
①吐氣同時腳大幅
度張開
②吸氣同時腳收
回，與另一隻腳
交叉

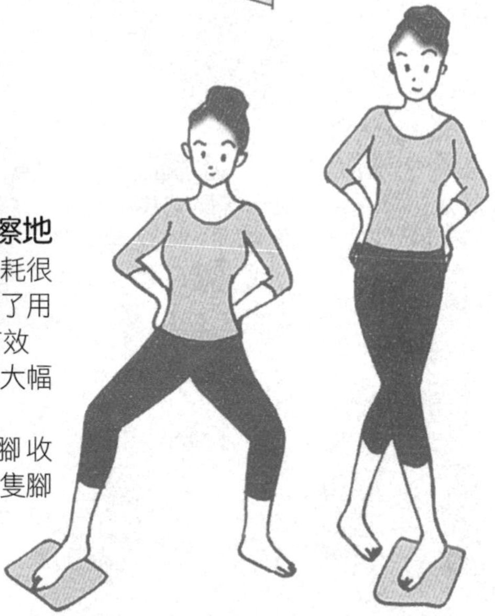

61 運動篇

通勤時的運動

走路到車站，多走樓梯，坐車也可以鍛鍊肌肉

通勤時也可以做運動

提早一站下車走路，或是不搭電扶梯而改爬樓梯。通勤時間可以多花點工夫，變成運動時間。

此外，進行以下的運動，就能夠使通勤時間變得更充實。

肩、手腕

抓住握著吊環的手腕往下拉，保持10秒鐘。對側也要做一樣的動作

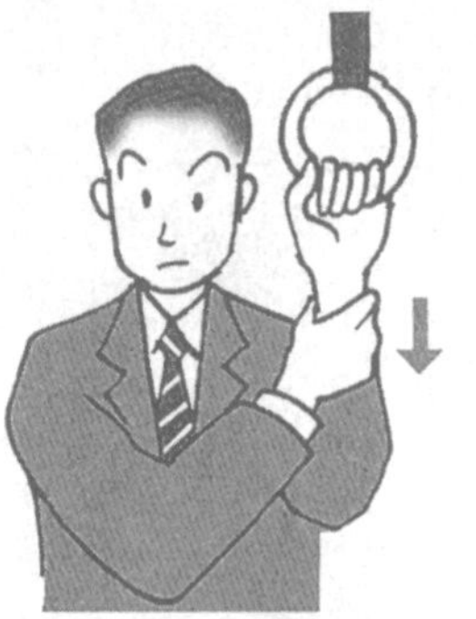

側腹

沒拿公事包的手放在頭後，身體傾斜（左右各15次）

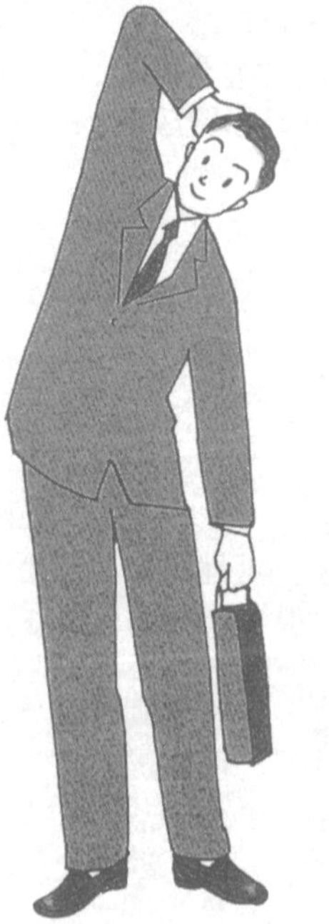

大腿

從上面按壓大腿，單膝上抬（左右各10次）

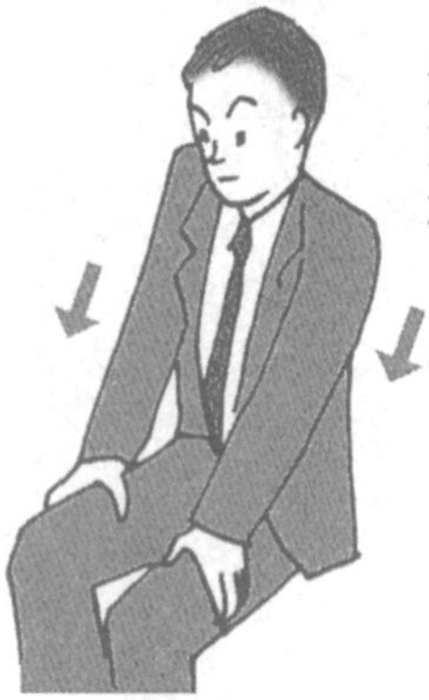

大腿、小腿肚

用腳尖走路10～20秒

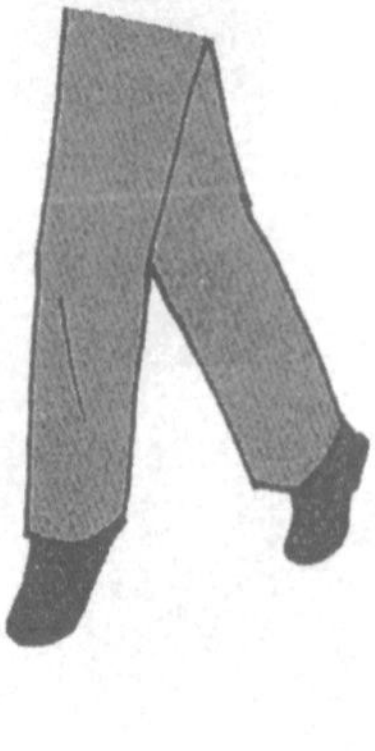

小腿肚

腳尖爬爬樓梯。若搭電扶梯，則用腳尖踏步或，腳跟上抬放下

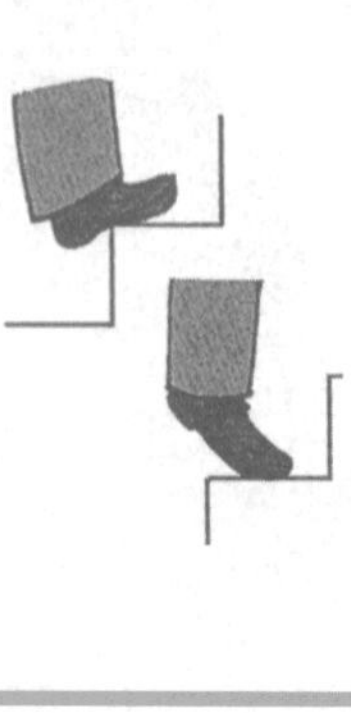

62 運動篇 辦公室的簡單運動

趁著工作空檔，消除肥胖、心情愉快

忙碌時也可以做的辦公室運動

「忙得沒時間運動的人」，建議各位在辦公室進行訓練。不光是鍛鍊肌肉，同時可以換個心情，工作更愉快。

胸

雙手夾著書用力按壓 1 秒鐘，往前推 3 秒，保持 4 秒

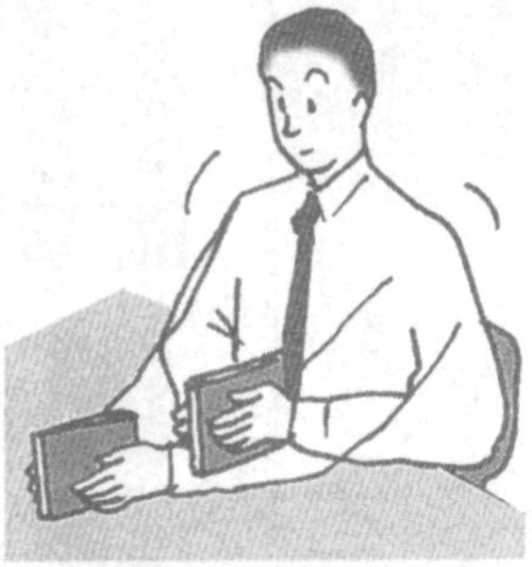

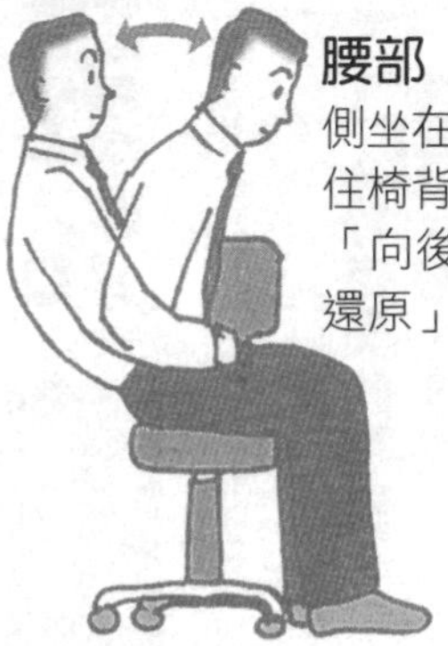

腰部

側坐在椅子上，抓住椅背，重複進行「向後倒 30 度再還原」的動作

背部、腰部

淺坐在椅子上，握住椅子下方，挺直背部，保持 10 秒

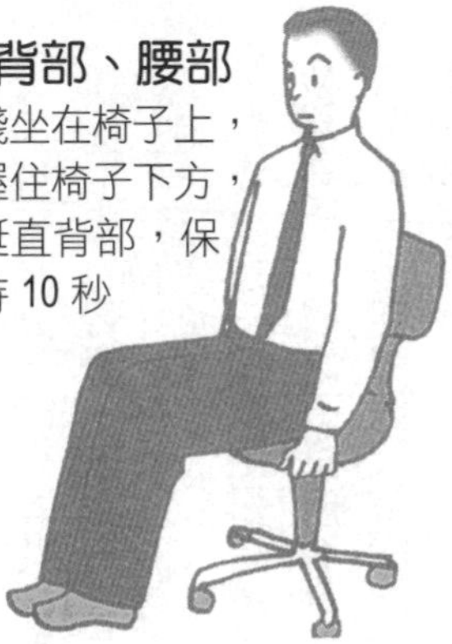

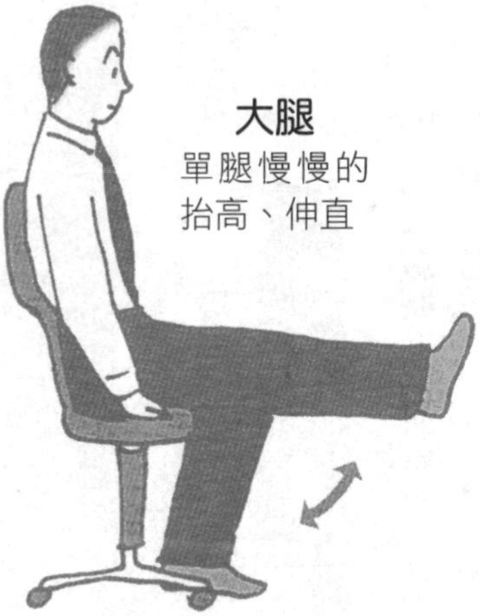

大腿

單腿慢慢的抬高、伸直

大腿、腹肌

膝夾書，雙腿上抬 10 cm（50 秒）

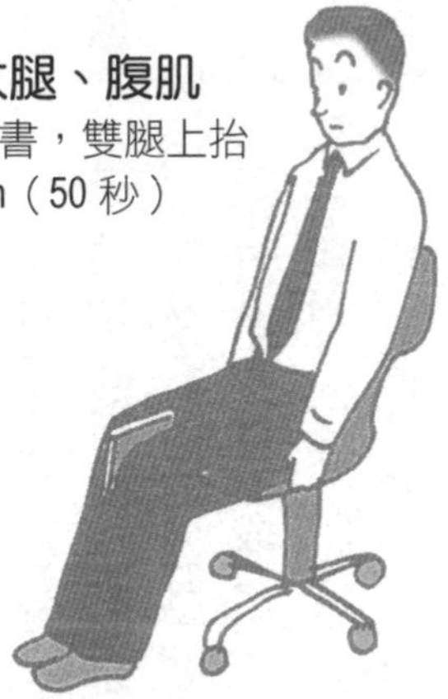

63 日常生活篇

減肥五%

為避免減重受到挫折，計畫不要太勉強

從毫不勉強的減重開始

五%減肥，是指體重六十公斤的人減輕三公斤體重。一個月減輕一公斤，三個月後就減輕三公斤了。

勉強自己一個月瘦十公斤的減肥，會造成營養失調，而且容易在中途遭受挫折。

以三個月為目標，不要著急，耐心的進行。

記錄每天的體重、步數、飲食

開始減肥，就要寫減肥日記。將體重圖表化，用視覺來看，更能成為一大鼓勵。

每天記錄，能夠藉此了解自己飲食生活的習慣，也能夠成為度過減肥停滯期的線索。

次頁是一個減肥日誌例，供各位參考。可將之改良成容易使用的格式，或是利用個人電腦的表格計算軟體來製作。

現在有智慧手環搭配手機的APP軟體，不妨加以利用。

減肥成功的秘訣是「飲食」＋「運動」

減肥的陷阱就是，「限制飲食很容易做到，但不做運動，反而成為發胖的體質」。

以減少飲食的熱量來減少體重，結果先減少的是肌肉而不是脂肪。在減少肌肉的同時，基礎代謝量也會減少，反而成為容易堆積脂肪的體質。

成功減肥的秘訣，就是適當的飲食，而且至少搭配一週二～三次的運動。

【體重記錄表】

●體重以每 100 g 記錄，製作成圖表。

●飲食的項目中要填入飲食大概份量。

年　月	日	日	日	日
kg				
走路的步伐				
早餐				
午餐				
晚餐				
點心・酒				

【進行 5%減肥】

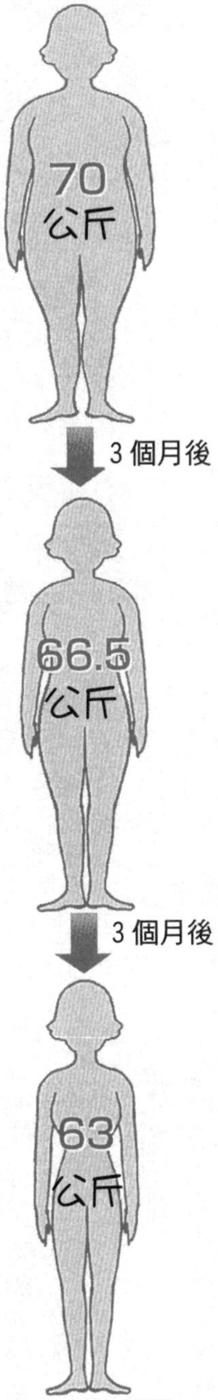

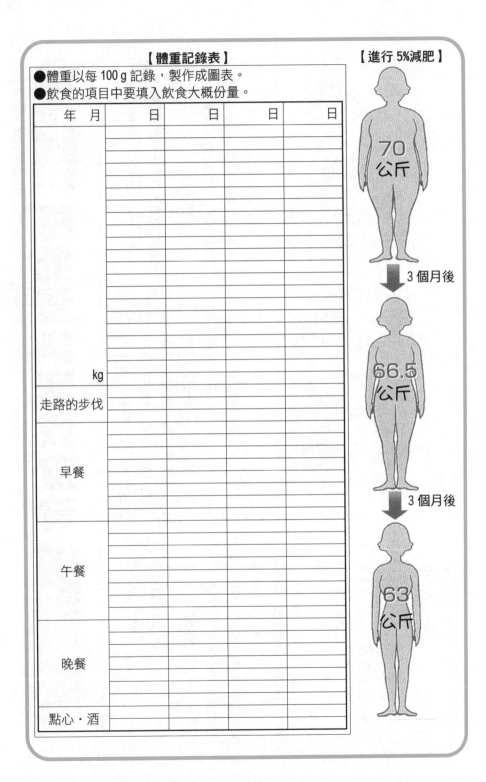

64 日常生活篇 降低胰島素飲食法

避免胰島素過度分泌
減肥成功的飲食法

不吃早餐不可以，用餐次數愈多，愈能節省胰島素

有的人說：「為了減肥不吃早餐。」但是用餐次數少，會引發空腹感，使得一次的飲食量增多。一次大量的吃，就需要大量的胰島素，如果分幾次來吃，能夠降低胰島素的使用量。就像只要一桶水就能澆熄小火堆，但如果變成火災，就要用消防車的水來澆熄，兩者是同樣的道理。要遵守一天三餐的規律，增加吃點心的次數，但是不能超過熱量。

1天3餐＋點心

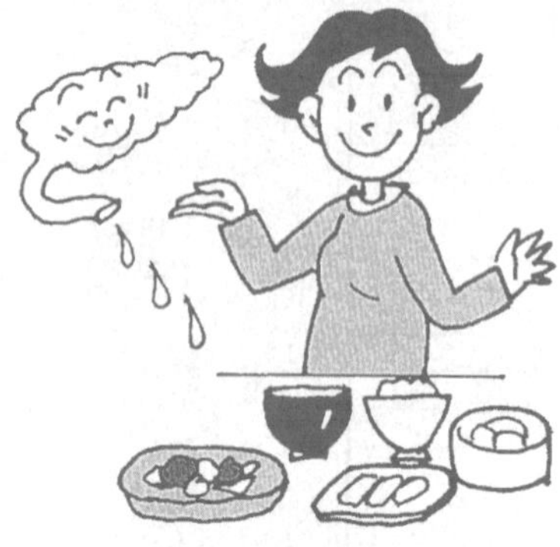

胰島素不需大量分泌

1天2餐

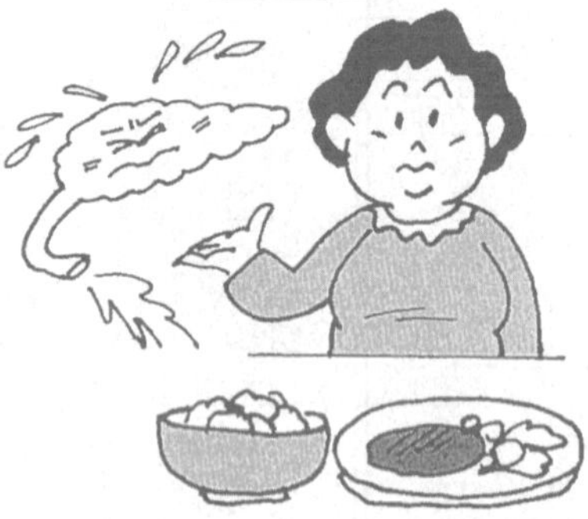

需要大量胰島素，過分使用胰臟

太晚吃晚餐會導致肥胖

電視節目看到深夜，結果肚子餓了，但這時絕對不能夠吃宵夜。太晚吃東西，會成為脂肪堆積，提高胰島素的需要量。

在晚上九點以後吃晚餐，要注意以下的事項：

- 吃七分飽。
- 避免油膩的食物。
- 利用魚或大豆製品攝取蛋白質，肉類的油比較多，只能少量攝取。
- 吃熱的食物。
- 吃完以後不要立即上床睡覺。

吃得太快會使胰島素分泌加速

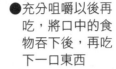

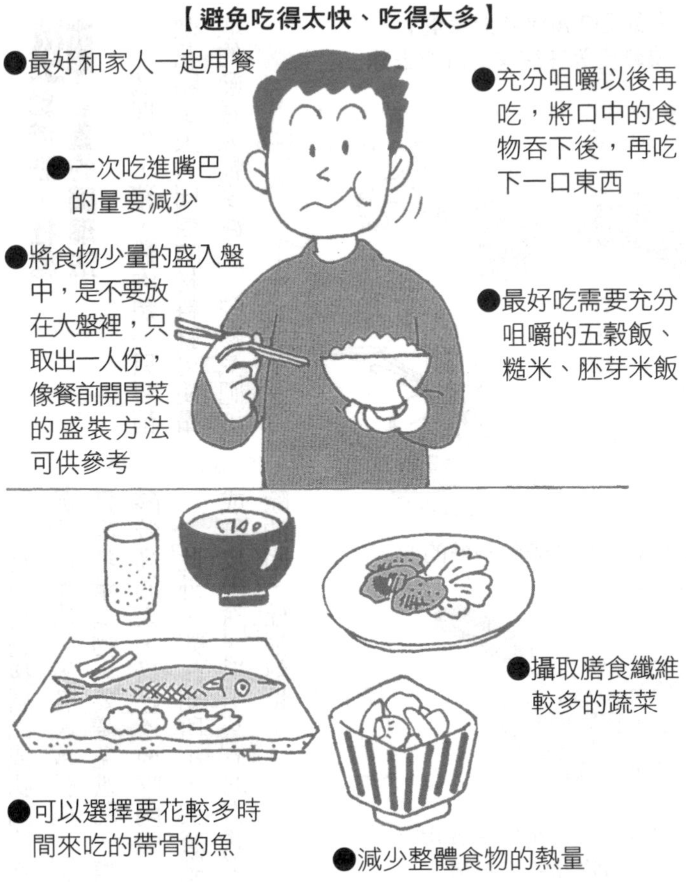

【避免吃得太快、吃得太多】
●最好和家人一起用餐
●一次吃進嘴巴的量要減少
●將食物少量的盛入盤中，是不要放在大盤裡，只取出一人份，像餐前開胃菜的盛裝方法可供參考
●充分咀嚼以後再吃，將口中的食物吞下後，再吃下一口東西
●最好吃需要充分咀嚼的五穀飯、糙米、胚芽米飯
●攝取膳食纖維較多的蔬菜
●可以選擇要花較多時間來吃的帶骨的魚
●減少整體食物的熱量

肥胖的人，大多有吃得太快的傾向。肥胖和吃得太快有密切的關係。

用餐時，血液中葡萄糖增加，而脂肪細胞會分泌某些特殊的物質，傳出「不再需要食物了」的訊息。這時就會產生飽滿感。

從開始用餐到產生荷爾蒙，大約要花十〜十五分鐘。

吃得太快的人，在出現「飽滿感」的訊息，已經吃超出必要量了。為了處理大量充斥於血中的葡萄糖，需要大量分泌胰島素。

倘若個體對「飽滿感」存有遲鈍的現象，會成為第2型糖尿病的原因。

為了稍微節省胰島素，用餐時一定要充分咀嚼，慢慢的吃，而且只能吃七、八分飽。

65 日常生活篇 消除壓力

「睡午覺」、「躺著休息」、「泡溫水澡」可以讓身心放鬆

睡個午覺就能夠改善血糖值

壓力累積，會分泌與胰島素作用相反的荷爾蒙，對於血糖的控制，會造成不良的影響。

持續過度疲勞或睡眠不足等壓力，不僅是糖尿病，對於高血壓或高血脂症也會造成不良影響。要注意不可讓疲勞累積。

午休時間，哪怕是十五～二十分鐘的午覺，也能夠放鬆身心的壓力，創造活力。

不必躺下來，趴在桌上睡也有效。最近有很多企業都了解到，午睡對於職員的身心放鬆有所幫助。

躺著休息能放輕鬆、降低血壓

人以雙腳站立，但是這個姿勢會使得血液累積在下半身。為了將血液往上擠，血壓會上升。而「打個盹」，能使心臟和腿保持同樣的高度，使血壓下降。

而且，身體躺下來也能放鬆交感神經的緊張，使身心放鬆，血壓下降。血壓下降，就表示血液循環順暢。

糖尿病患者的血液黏稠，為使血液順暢流通，降血壓是必要的。

食物和酒不可能消除壓力

壓力累積，有人會暴飲暴食，或是想要藉著喝酒、吃蛋糕來去除不愉快的情緒。但是，這樣就無法遵守限制熱量的規定，同時會使血糖控制不良。

刷個牙，做輕鬆的運動，可以緩和「想吃（想喝）」的慾望。

現在成為話題的減輕焦躁的「西洋小連翹」或藥草類是評價極高的快樂輔助食物，可以抑制因為壓力而使血糖值上升的狀況。

防止血壓快速上升、使身體溫暖的溫水澡

泡澡能消除疲勞，促進新陳代謝，放鬆身心的緊張。但是泡澡方式不對，很有可能引發腦中風等。

熱水澡會使得血壓突然上升，因此最好泡水溫三十七~四十度的溫水澡。

也許有的人認為這樣身體無法溫暖，但是泡溫水澡反而能夠使身體產生溫度，泡澡後身體也會變得非常溫熱。但是，如果體內的溫度提高兩度，則血小板就會附著於血管。所以泡澡時間，僅限於十分鐘以內，不要因為覺得舒服，就長時間泡在洗澡水中，一定要定時。

因為糖尿病而出現神經病變的人或老年人，很難感覺到溫度高低，因此就算是很燙的水，也會覺得是「溫水」。所以，最好用溫度計測量一下溫度。

【讓泡澡時間成為安全的放鬆時間的方法】

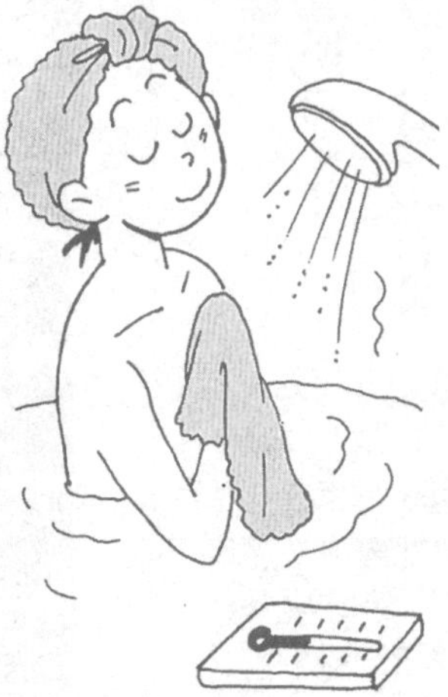
浴室要先充分溫熱放洗澡水，先用蓮蓬頭放水，浴室就會溫暖
37°度左右水溫
泡澡時間為 10 分鐘以內

不可高過頸部，只能到達心窩處

有很多人認為，「泡澡時水的高度一定要到頸部」。但如果泡到頸部，水壓會對心臟造成負擔。此外，血液會變得黏稠，容易形成血栓。不會對心臟造成負擔、最安全的泡澡法，就是高度在心窩處的「半身浴」。

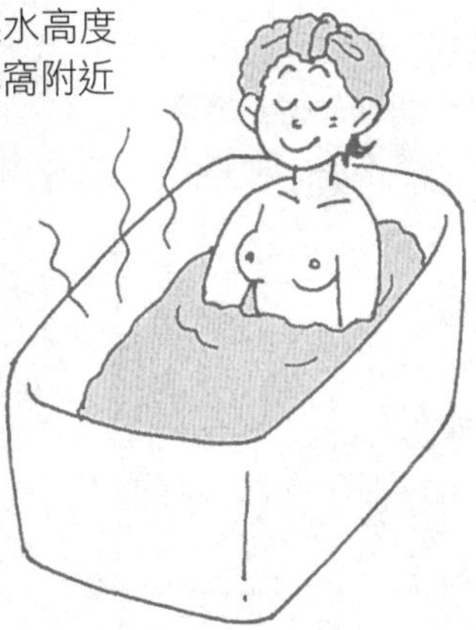
泡澡水高度
在心窩附近

66 日常生活篇

良好的睡眠

睡得好，能使荷爾蒙分泌正常，使血糖保持穩定

良好的睡眠能夠擊退現代文明病

現代國人每五人就有一人會出現「睡不著」等的睡眠障礙。

睡眠不僅能使疲勞的身心放鬆，也能調整體溫、食慾、新陳代謝等的規律，使胰島素的分泌正常，醣類的代謝順暢。

如果無法取得良質的睡眠，身體機能瓦解，就容易得高血糖、高血壓、高血脂症等現代文明病。

晚上睡不著或很難入睡的人，請嘗試以下的方法。

【良好睡眠的重點】

環境

寢室要有適度的暗度、濕度、溫度。不要有光線刺激。有噪音而睡不著，最好戴耳塞。

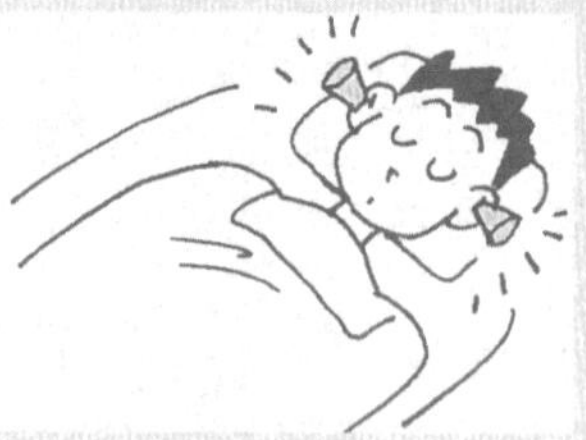

寢具

晚上 12 點以前就寢。為了晚上睡得好，要早起吃早餐，上午也要做輕鬆的運動。

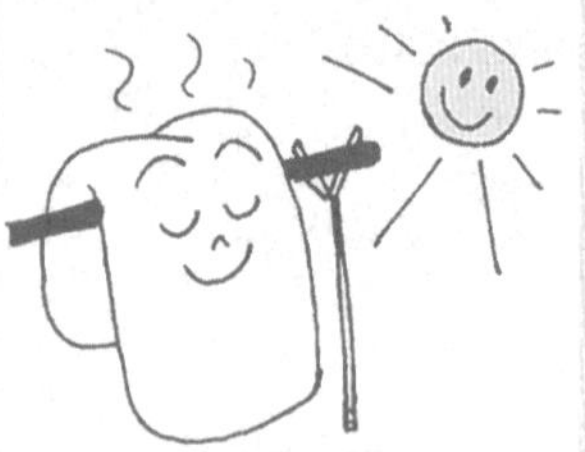

運動、泡澡

從傍晚到就寢2小時前，可做輕度的運動。就寢前泡個溫水澡，能睡得很好。就寢前的4小時絕對不要喝咖啡等含有咖啡因的飲料。

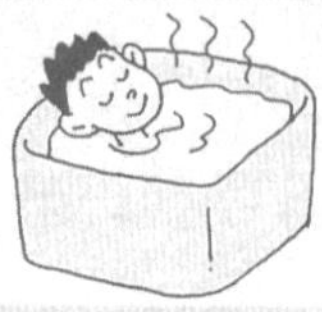

生活規律

經常曬太陽，有助於得到舒適安眠。枕頭不要太高，能讓部分肩膀靠在上面就行了。

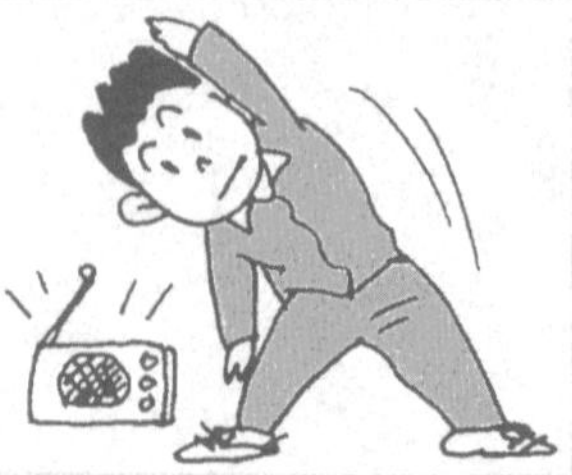

太胖而且會打鼾最好側睡

「明明睡了很久，白天還是想睡得不得了。」「家人說我打鼾聲太大。」這時可能就是「睡眠呼吸中止症候群」。肥胖的人、下巴較小的人、舌頭較大的人，會出現這種現象。

就寢時，舌或軟腭堵住了呼吸道，因此鼾聲大作、呼吸停止，一個晚上甚至會阻礙睡眠幾百次。

當然，白天想睡得不得了，可能會招致交通意外事故，或是在重要會議上打盹而失去了經營者的資格。

睡眠呼吸中止症候群的人，不僅是肥胖，同時胰島素抗性、糖尿病、高血脂症等都可能合併出現。再加上缺氧，則罹患腦中風或心臟病的危險性大增。

預防的方法是要先消除肥胖，同時採用上圖所示的側睡法。用這種睡法，就不會堵住呼吸道，可以預防鼾聲大作或呼吸暫時停頓的現象。

【肥胖的人最好側睡】

正常的情況　　能確保呼吸道

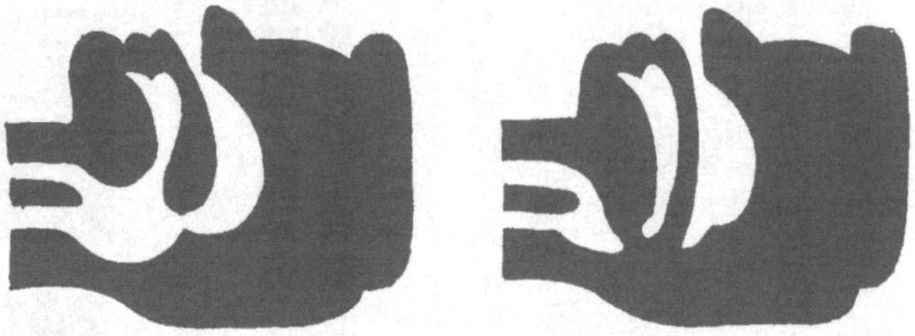

睡眠時正常呼吸的情況　　軟腭或舌下垂堵住呼吸道

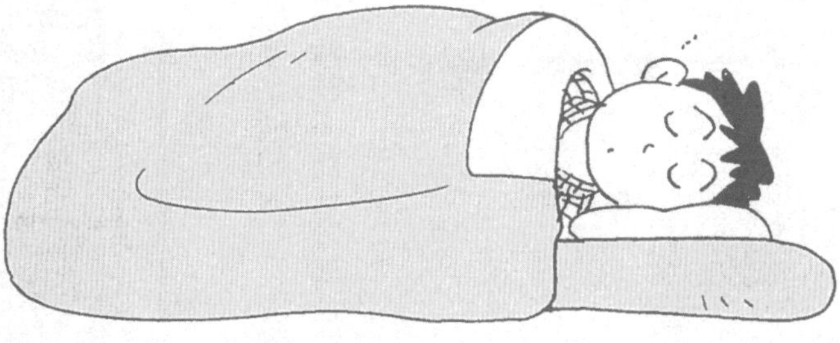

仰躺睡覺，呼吸道受阻，無法呼吸，
因此側睡就不會堵住呼吸道。

67 日常生活篇 戒菸

抽菸會使動脈硬化，提高心臟病或腦梗塞的危險性；血糖值較高的人要立即戒菸

高血糖加上抽菸，嚴重時甚至會截肢

目前確認菸含有二百七十種有害物質。根據外國的報告表示，「吸一根菸，壽命減少五分之三十秒」。

一天抽一包香菸，每天大約縮短兩小時的壽命。

除了大家所知的肺癌之外，菸也會成為下圖所示的許多疾病的原因。

尤其血糖值較高的人，原本血液就容易黏稠，而菸會加速動脈硬化，可能因為腦梗塞、心肌梗塞等失去生命，或是有得失智症的危險性。

根據美國的報告，因腳上壞疽而必須截肢，九五％都是抽菸者。

就算努力注意飲食和運動，但一根香菸卻會使得先前的辛苦徒勞無功，所以要立即戒菸。

【抽菸會引起這些病情】

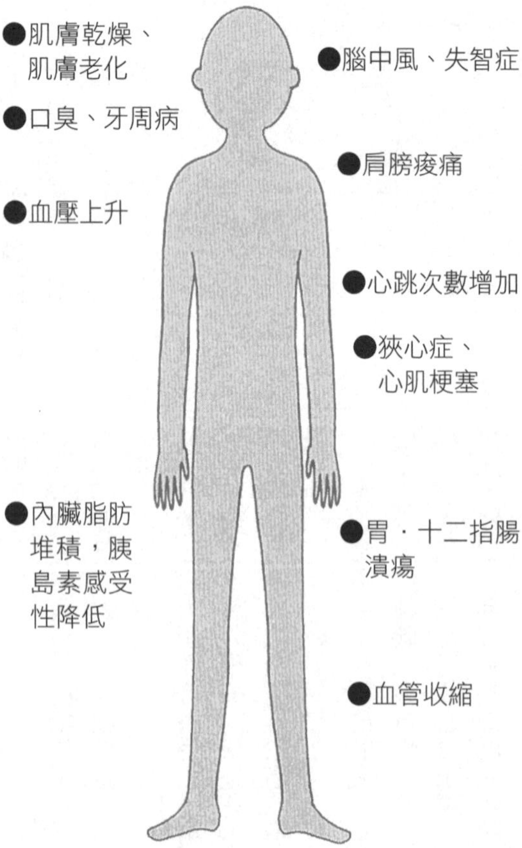

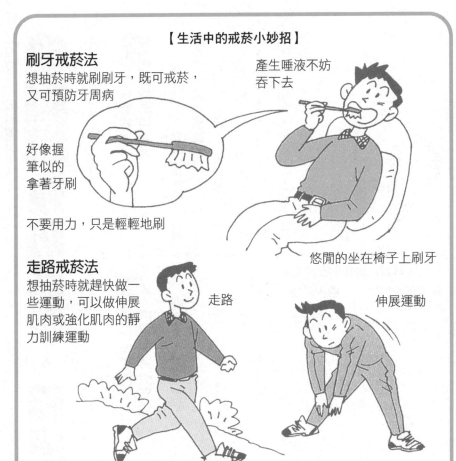

【生活中的戒菸小妙招】

刷牙戒菸法

想抽菸時就刷刷牙，既可戒菸，又可預防牙周病

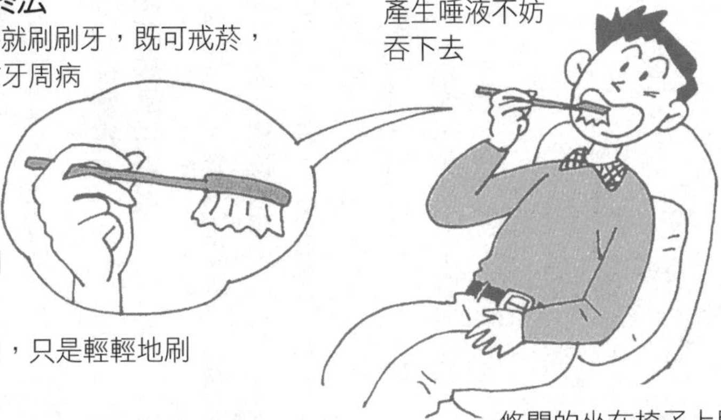

產生唾液不妨吞下去
好像握筆似的拿著牙刷
不要用力，只是輕輕地刷
悠閒的坐在椅子上刷牙

走路戒菸法

想抽菸時就趕快做一些運動，可以做伸展肌肉或強化肌肉的靜力訓練運動

伸展運動

絕不要放棄戒菸，終於會成功

戒菸可採用如上圖所示的方法，此外，還有：

- ●嚼口香糖
- ●喝濃茶或冰水
- ●深呼吸
- ●少喝咖啡或酒
- ●請家人和朋友協助你戒菸

雖然戒菸不成功，但參加酒席時有人對你說：「抽一根吧。」可能又會恢復原狀。因此，可以到醫院看「戒菸特別門診」。

尼古丁口香糖或尼古丁貼布也有效。

68 日常生活篇

預防感冒、膿疱

感染症會造成胰島素缺乏，是使血糖值上升的元兇

感染症會提高胰島素的需要

血糖高的人容易罹患感冒、膿腫等感染症，很難治癒。

更糟糕的是，罹患這些感染症，比以前需要多出二〇%以上的胰島素。所以血糖較高的人，為避免罹患感染症，可採取下圖所示的預防法。

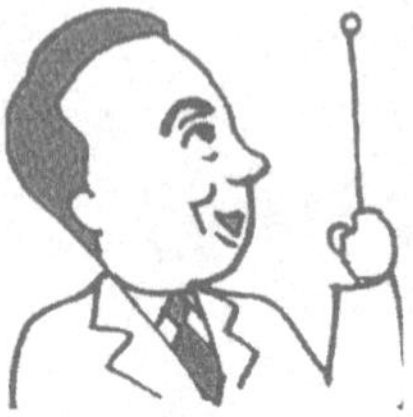

糖尿病患者的感冒與肺炎有關

在冬天，幾乎每個人都可能罹患感冒。

通常一週左右就能痊癒，但免疫力減退的老人或兒童，因為細菌感染，可能會引發肺炎，甚至危及生命。尤其糖尿病患者一旦感冒不易痊癒，甚至會加重病情。所以平常就要避免感冒。感冒要立即去看醫師。

【感冒、膿疱的預防重點】

- 感冒季節盡量不要到擁擠的人群中
- 不要過度疲勞或睡眠不足，要過規律正常的生活

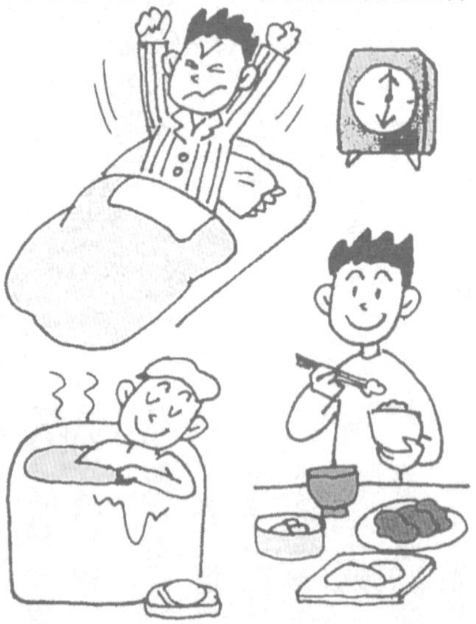

- 泡澡、洗手，保持清潔
- 注意營養均衡的飲食，預防維生素 C、B 群或鋅等的缺乏
- 一旦罹患感冒，立即接受治療，一定要和治療糖尿病的醫師聯絡

膿疱嚴重，血糖會上升

膿疱是葡萄球菌感染皮膚而引起的，尤其在臉部、頸部、腋下、腰部容易發生。

膿疱變大，會出現發冷、發熱等全身症狀，血糖值會上升。不要認為「只不過是膿疱嘛」而掉以輕心。

尤其是糖尿病患者的膿疱容易化膿，不容易痊癒。平常就要保持皮膚清潔，以免形成膿疱。一旦出現膿疱，要立即接受醫師診療。

【使膿疱迅速痊癒的重點】

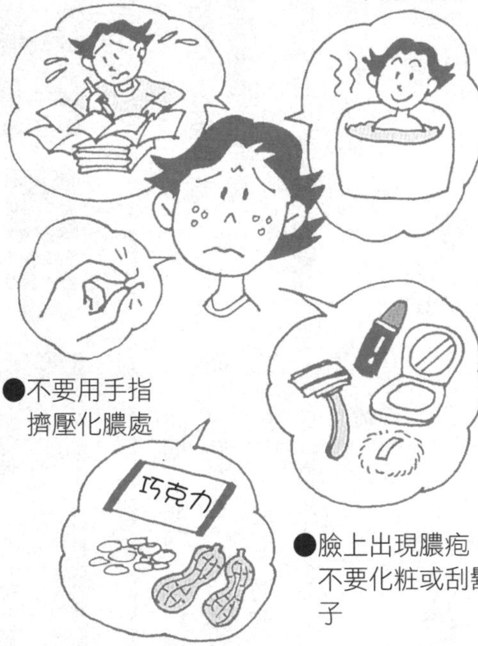

- 過度疲勞，膿疱會惡化，所以要盡量靜養
- 只能淋浴，不能泡澡
- 不要用手指擠壓化膿處
- 臉上出現膿疱，不要化粧或刮鬍子
- 要避免油膩食物或巧克力、堅果類

罹患感染症時要注意下列幾點！

●充分攝取水分

口渴就要攝取水分。想喝水卻又覺得想吐，這可能就是糖尿病性腦病變的前兆，要立即去醫院檢查。

●正常飲食

沒有食慾，絕對不要不吃東西，可以喝點粥或湯，採取少量多餐的方式。

相反的，「為了快點恢復元氣」而攝取營養、熱量過度的飲食也不好。盡可能維持正常的飲食生活。

69 日常生活篇 刷牙

糖尿病患者容易罹患牙病，務必一天四次正確的刷牙，並定期檢查牙齒

血糖較高的人要注意牙齒與牙齦的疾病

糖尿病患者有很多人罹患蛀牙或得牙周病。

血糖值較高，血液循環不良，細菌容易附著，同時也會使得發炎症狀惡化，這是主要的原因。

要注意以下重點，每天刷牙四次。

【刷牙的重點】

- 每餐飯後和睡前共刷 4 次牙
- 要好好的刷牙縫間、牙齦間、齒面的咬合溝等
- 刷牙可以組合以下兩種方式
- 除了使用牙刷，有時也可以使用牙間刷

〈貝氏法〉

能夠有效的預防牙周病。毛尖抵住牙齒和牙齦之間進行小幅度振動；要使用軟毛牙刷

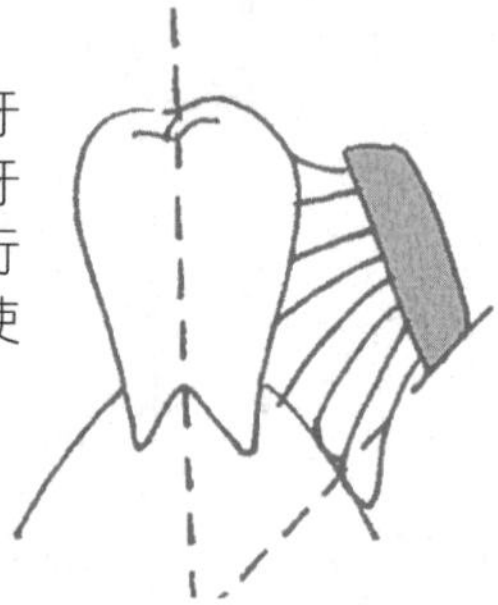

〈摩擦法〉

最適合用來清掃牙縫。毛尖插入牙縫之間，小幅度左右移動；要選擇毛尖較細的牙刷

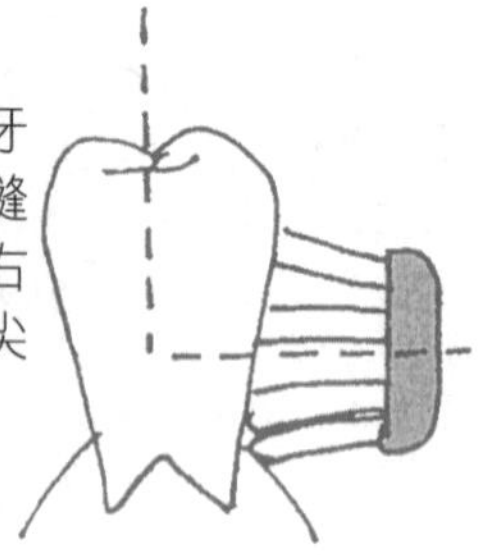

治療牙齒時要告訴醫師你有糖尿病

有蛀牙或牙周病的人，要立即去看牙科醫師。這時一定要告訴醫師自己有糖尿病，血糖值很高。

如果沒有特別異常的情況，則一年看兩次牙醫，請醫師去除牙結石或齒垢，同時指導刷牙的方法。

牙齒的治療，如果需要動手術或拔牙，則要告訴糖尿病的醫師，接受指示。因為有可能會出血不止或造成細菌感染。

70 日常生活篇 腳的護理

血糖較高，小傷口甚至會惡化成壞疽，所以每天都要檢查腳部

腳的衛生非常重要，避免從香港腳到壞疽

因為糖尿病而長期持續高血糖的人，因為神經病變而很難感覺疼痛，同時對於感染的免疫力也減弱，因此就算是小傷也可能惡化成潰瘍或壞疽。

此外，香港腳惡化、因為動脈硬化而步行困難、因為神經病變而腳變形的情況，也可能沒察覺到。

發覺腳異常，即使不痛，也要立即接受醫師的檢查。雞眼、長繭、香港腳等，不要依賴謠傳的民俗療法，一定要請皮膚科專科醫師診治。

【每天仔細觀察腳】

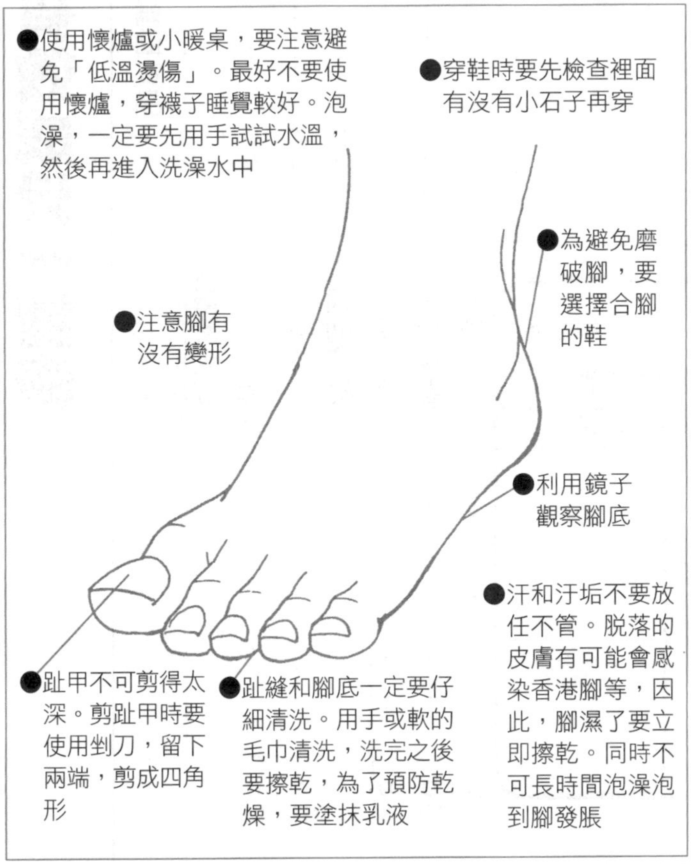
●使用懷爐或小暖桌，要注意避免「低溫燙傷」。最好不要使用懷爐，穿襪子睡覺較好。泡澡，一定要先用手試試水溫，然後再進入洗澡水中
●穿鞋時要先檢查裡面有沒有小石子再穿
●為避免磨破腳，要選擇合腳的鞋
●注意腳有沒有變形
●利用鏡子觀察腳底
●汗和汙垢不要放任不管。脱落的皮膚有可能會感染香港腳等，因此，腳濕了要立即擦乾。同時不可長時間泡澡泡到腳發脹
●趾甲不可剪得太深。剪趾甲時要使用剉刀，留下兩端，剪成四角形
●趾縫和腳底一定要仔細清洗。用手或軟的毛巾清洗，洗完之後要擦乾，為了預防乾燥，要塗抹乳液

其他具有抗糖尿病作用的物質

（能夠促進醣類或脂質的代謝，使血液乾淨，消除憂鬱，
對於糖尿病產生良好作用的物質）

〈食物〉

・梅子……（P103）
・醋……（P104）
・香辛料……（P106）

〈營養成分〉

・維他命B_1……（P136）
・維他命B_2……（P138）
・鋅……（P140）
・鎂……（P142）
・鉻……（P144）
・γ次亞麻油酸……（P146）
・抗氧化物質……（P148）

〈輔助食品〉

・共軛亞麻油酸……（P160）
・西洋小連翹……（P166）

輔助食品又稱健康食品，是以特定的營養素為主要成分的營養輔助食品，是由食物所抽出的天然成分，這點與人工合成藥物不同，副作用較低，但是速效性也比較弱。需要持續使用 3 個月以上，效果才能出現，所以要有耐心的長時間攝取。

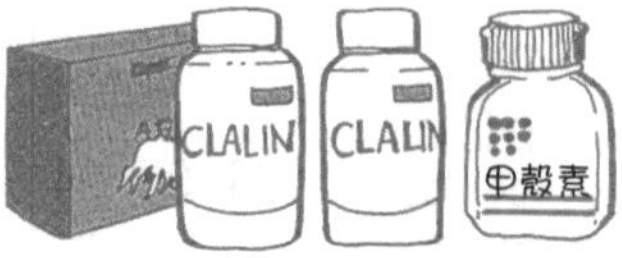